U0048403

病毒圈

范明瑛 ‖ 譯

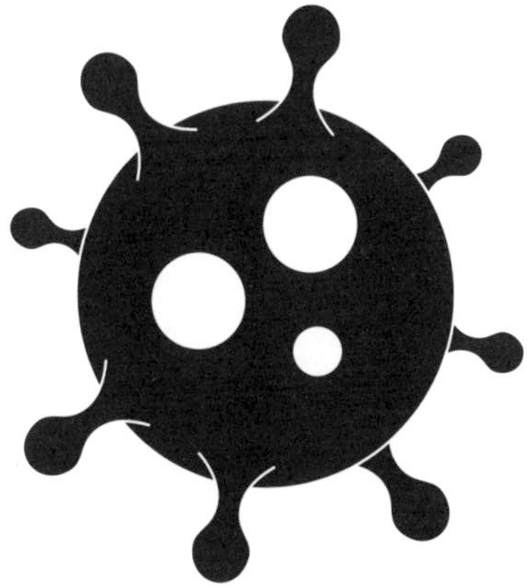

法蘭克・萊恩 ‖ 著

VIRUSPHERE

從COVID-19、流感到愛滋與伊波拉，全面認識在我們身邊的病毒

From common colds to Ebola epidemics—
Why we need the viruses that plague us

貓頭鷹出版

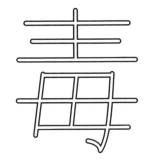

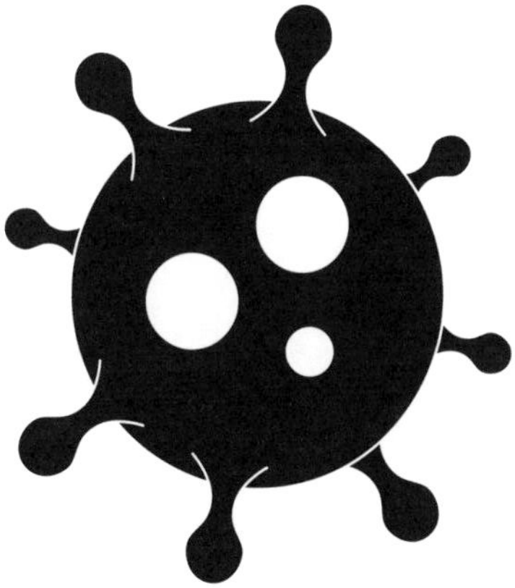

中文版作者訪談

與COVID-19共生

近兩年來COVID-19造成的肺炎疫情席捲全球，更是引發了對病毒的各種疑問。因此，本次中文版特邀作者以筆談的方式，討論關於病毒、COVID-19與病毒共生的未來。

病毒研究、尤其在疫情爆發時，大多限於臨床和經濟應用的範疇。我們很好奇，為什麼您會開始用演化的觀點看病毒？

早在一九九〇年代初期，我就開始對共生的演化力量感到極有興趣。一九九二年，我出版了《肺結核：無人聞問的偉業》一書，講的是到當時為止都鮮為人知、首度發現肺結核療法的故事——說穿了，其實就是抗生素的故事。這本書後來以另一個標題《被遺忘的瘟疫》空降

《紐約時報》和《華盛頓郵報》書評版的頭條，《紐約時報》並將之評為年度選書，後來也翻譯成多種語言，英文版今天仍在市面上販售。我還是學生以及後來當醫生後，都曾對噬菌體病毒進行原創研究。後來，醫學界的同事建議我應該研究新興病毒的源起和行為，例如伊波拉病毒和 HIV-1。我拜訪了好幾國的頂尖病毒學家，借用他們的智慧、觀察他們的發現，還特地去訪問發現伊波拉和愛滋病毒的病毒學家。在美國期間，我與CDC、新墨西哥州的病毒學家相處了一段時間，他們當時正在因應美國的新興病毒——漢他無名病毒。我訪問了阿布奎基新墨西哥州大學的泰瑞・耶茨教授，他說明了病毒與宿主共同演化這層非凡的親密關係。過去我都從醫學的角度研究病毒，因此當我了解病毒在演化關係上與宿主親密得驚人後，感到十分震驚。他的描述，似乎與演化生物學家對所謂的「原始性共生」過程（演化中的共生現象）的描述完全相同。然後，我加入了國際共生學會，仔細研究原始性共生。所有病毒都是專性共生物，這一點已經益發明顯。共生的形式種類繁多，從互利共生、片利共生到寄生都算共生。從那時起，我就決定要研究、定義病毒共生的概念，以及病毒共生在病毒及宿主演化中的作用。

您在本書中檢視了病毒如何影響演化，例如寄生蜂的捕食能力（見第十八章）與哺乳動

物的胎盤（見第二十一章）。儘管如此，仍有許多問題沒有明確的答案。您計劃在未來的著作中探索這些主題嗎？

我現在已經不做實驗和臨床研究了，但我仍持續關心學術界同儕在全球的發現和意見；如果他們的發現與病毒共生相關，我就會加以詮釋。事實上，我們已經越來越能看出，病毒在所有生物的源起、之後的演化，都扮演了重要的角色，水域和陸地生物圈都不例外。

您在書中提到，茲卡病毒疫情可能是因為群體免疫而漸趨緩和（見第十三章）。現在的COVID-19疫情，是否有可能以同樣的方式控制？

是的，我相信群體免疫將會在人類與COVID間的交互作用上，扮演重要角色。我不認為這件事可以由我們控制，而是將會以自然演化現象的姿態出現。從COVID疫情中浮現的各種發展中最驚人的，是我們得以見證演化的進行式，例如病毒非常迅速地突變為一系列的變種病毒，看起來似乎正在演化成不那麼致命的種類。要觀察病毒受到的影響比較容易，要找出病毒如何改變我們會困難得多。但假以時日，這種影響可能會變得比較明顯。人類恐怕仍然和所有潛在宿主一樣，都只是生物。

如果病毒依賴宿主而繁殖，為什麼牠們要傷害宿主？疫情發展的各個階段是否有所差異？（例如從致死能力高到致死能力低）

病毒當然不思考，毫無情感和理性。因此，在討論病毒時，沒有必要將宿主的感受或宿主的死活納入考量，因為這些事情都不相干。唯一與病毒行為相關的，只有演化的力量。天擇是無情的，而且比我們最初想像的更為強大。殺死所有宿主的病毒株終將滅絕。對病毒而言，成功地感染、複製，是凌駕一切的力量。任何在這種基礎上改進的新「病毒株」，都將主宰本地的基因型，並最終主宰全球的基因型。病毒與人類 ACE2 受體細胞非常親密地交互作用，還有與人類免疫系統以多種複雜方式交互產生的作用，可能都是演化實驗的重點。科學家可能需要更多時間，才能了解這些複雜或親密的共同演化有什麼意義。（詳見第二十二章）

目前為止，許多亞洲國家（包括台灣）傾向採用清零的作法，而歐洲國家正在努力訂定與病毒共存的策略。這些方法對大眾會有什麼影響，是爭議的焦點。是否有更溫和的方法可以實現這個目標？

這是個好問題。這種病毒傳染力強，僅靠清零的作法可能很難因應。我們普遍的共識是，病毒會在全球人口中繼續流竄很長一段時間，甚至可能沒有結束的時候。如果情形當真如此，預防措施加上疫苗接種，可能是控制病毒最有效的方法。回顧目前的發展，人類看起來像是剛剛經歷了一次共同演化事件，但同樣的事件在整個人類歷史上已經一再上演。我們居住在互動程度極深的生物世界中，不管社會發展得多進步，我們都逃不過世界的「互動」本質在演化上的影響。（詳見第十章）

病毒圈 目次

感謝
編輯邁爾斯·阿奇博爾德、海瑟·埃里克森
經紀人喬納森·佩格
支持我寫成本書

我們踩進彼此的灰闌中，
與彼此玩著可怕的遊戲。

——安東尼·霍普金斯

導論

二〇一九年十二月，中華人民共和國湖北省省會武漢市的醫生，注意到一種新型疾病，乍看似乎像是流感在當地爆發。然而，雖然這種新疾病像流感一樣藉由咳嗽、打噴嚏時的飛沫擴散傳染，但它與流感的不同之處，在於它會侵入呼吸道更深處，甚至會觸及肺部裡面進行氧氣交換的肺泡。在較嚴重的個案身上，這種肺部的直接感染會導致病毒性肺炎。隨著疫情惡化，醫療當局意識到他們面對的不是大家很熟悉的年度流感病毒，而是前所未見的病毒。病毒學的術語會說這是一種「新興病毒」——迄今為止無人知曉的病毒，為醫學界帶來新的疾病。後來，科學家辨識出這種神祕的病毒是冠狀病毒，將之命名為COVID-19，取自冠狀病毒疾病（Corona Virus Disease）的名稱及其出現的年份。

冠狀病毒科的名字由來，是因為在電子顯微鏡極高的放大倍數下，這一科的病毒看起來呈球狀，球形的圓周上環繞著冠狀的突棘，有點像大家熟悉的帶刺水雷。COVID-19 與季節性流感還有一個關鍵的不同之處——它是全新的病毒。季節性流感疫情對我們的影響為時已久，意思就是若遇到另一種流感病毒，我們已經對它部分免疫。COVID-19 對人類而言是史無前例的經驗，因此我們對它沒有絲毫預防免疫力。幸好（雖然有點出乎意料）許多初次感染 COVID-19 的人，病症相對較輕，只有五分之一的患者會發展出更嚴重或危及生命的情況，但這點安慰也被 COVID-19 極具傳染性的特質抵消。因此，即使只有少部分患者的症狀較嚴重乃至危及生命，這種重症患者的人數也比最初設想的更多。〈第十章：流感和 COVID-19：大流行的威脅〉將更詳細地檢視冠狀病毒，並了解如何好好保護自己、免受病毒威脅。但是，當然，COVID-19 只是二十一世紀威脅人類社會的眾多病毒之一。

每天遇到不同種類的威脅，對地球上的生物來說簡直是家常便飯。半個多世紀以來，我們一直活在核戰末日的陰影中。儘管這種恐懼現今似乎逐漸消退，但令人擔憂的新變化仍前仆後繼而來。氣候變遷、熱帶雨林的大規模破壞、世界因為全球化已經成為一個實際上脣齒相依的「村莊」、海洋的汙染和過度捕撈，使生物圈面對的威脅永無寧日，讓一個問題呼之欲出：新瘟疫的出現，與人類行為對全球生態的影響，是否有什麼關聯？確實，如果回頭來談冠狀病毒大流行這件事，我們可能想問：這種瘟疫為什麼會出現，並對人類造成威脅？當我們仍在因應致命的愛滋病大流行之際，若能好好想一想諸如 HIV-1 和 COVID-19 等新興病毒真正來源是哪裡，可謂明智之舉。為什麼這些病毒會出現在現代？當牠們當真出現時，為什麼會表現得侵略性十足、讓人聞風喪膽？難道是由於人口過剩，人口不斷向先前的荒野地區擴張，加上氣候變遷、塑膠汙染生物圈等等的毒害，導致我們的人類社會即將面臨存亡的危機？

從我就讀雪菲爾德大學醫學院、第一次自己進行病毒研究以來，我對病毒的興趣就不曾稍減。在一九九〇年代，我在《病毒X》（*Virus X*）一書中，開始自己尋找上述問題的答案。我花了兩年的時間訪問頂尖的研究實驗室，與各機構的「病毒獵人」長談，包括美國的疾病管制與預防中心（CDC）、英國的波頓當、巴黎的巴斯德研究所、位於布魯塞爾的比利時同等機構、日內瓦的世界衛生組織。我還採訪了幾位患者，了解他們如何九死一生、逃脫病毒的魔掌而倖存。那次研究改變了我對病毒的看法，讓我發展出現在對演化病毒學的興趣。我成為國際共生學會的會員，這個學會專門研究活體生物交互作用在演化上的意義。在這本《病毒圈》中，我重回原點、以全新眼光綜觀病毒整體，尤其是 COVID-19 造成的重重憂慮。在當前局勢的混亂和恐慌中，我們需要的是有充分根據的事實。

現在，全世界都意識到，COVID-19 已經發展成大流行等級的瘟疫，自一九一八年所謂的西班牙流感以來絕無僅有。這次疫情能不能讓我們學到可能缺乏的教訓，強迫我們檢視自己的行為，以及行為對世界氣候、大氣和生物圈微妙平衡的影響？第一步或許是努力了解，像病毒這種能嚴重傷害我們的東西，會**如何**造成威脅、又能夠採取哪些措施減輕這種威脅，都是我們必須知道的。像 COVID-19 這類的病毒，以噴射客機的速度繞行世界，無視國界，或國籍、血統、種族、宗教等具有劃分意味的概念，不管性別、年齡、社會階層，或任何因為名望、地位、財富、權力帶給人的優越感。更糟的是這些具威脅性的物體，就算在光學顯微鏡最高的放大倍數下，多數也是完全看不見的，使牠們顯得更加神祕，或許也更加可怕。這些看不見的物體不僅侵入組織和器官，而且（借用演員安東尼·霍普金斯的比喻）跨入我們最親密、最深處的灰闌，即活體細胞、我們編碼ＤＮＡ的儲存庫。

儘管如此，病毒並不邪惡。牠們不能思考，也無法考慮對錯，本質上就與道德無關。儘管似乎很奇怪，但病毒的存在甚至有有益的一面，這是千真萬確的。直到最近我們才發現，病毒是地球上生物的演化、生命相互依存不可分割的一部分，對生物圈的健全有關鍵作用。病毒學家為病毒和細胞生命之間奇怪而複雜的交互作用發明了一個新術語，稱之為「病毒圈」（本書即以此命名）。病毒圈包括病毒與無數宿主產生相互作用的交界區，橫跨所有可能發現生命的環境。地球上所有主要環境中，病毒是數量最多的生物實體，與包括細菌在內的細胞生物數量相比，還要多十倍到一百倍。這些病毒對於非比尋常的穩定平衡至關重要，不僅防止海洋變成細菌汙染充斥的有毒廢水，還可以提供海洋和陸地食物鏈的營養基礎。

大家都以為，人類是這個世界的主宰，但其實並非如此。我們與生活在生態環境中每個角落、各色各樣的奇妙生物共同分享地球。COVID-19 的出現是一記殘酷的警鐘，提醒我們：生命雖處處不易，但互動仍是其不變的本質。病毒以及「病毒圈」，讓我們看清人類與病毒在哪裡會產生衝突、在哪裡發生交互作用，而因為有這一切，才構成了處處不易，但又彌足珍貴、息息相關的生命。

第一章　病毒是什麼？

人類直到最近十年才意識到，所有由細胞構成的生命不僅棲息在固態的土地、空氣、海洋組成的可見生物圈，也棲息在一個我們不太熟悉、看不見的病毒圈。構成這個病毒圈的病毒不僅圍繞在我們四周，還存在我們體內。牠們既是不斷演化的外在有機體，也是我們生存的內在組成部分，是一種與我們互動、共生的物體。雖然我們可能不會時刻察覺到這些在體內的迷你乘客，但這些乘客卻以病毒典型的方式察覺到我們。

有些人覺得這種情況似乎令人生畏，甚至令人恐懼，但其實沒有緊張的必要。牠們一直都在這裡。牠們在地球這顆星球上的歷史，很可能早於任何人類生命的起源，而且其實還可以往前追溯，比哺乳動物、任何動物或植物、真菌的起源更早；如果我沒弄錯，甚至比單細胞變形蟲都還要早。牠們從出現至今，唯一不同的只有病毒學界正逐漸了解病毒在生命起源和多樣性中的角色，以及在生物圈之健全中的角色——這與「病毒完全只是致病因素」的概念顯然不一致。

病毒要能發揮這些作用，肯定必須具有一些不凡的特性。例如，牠們完全沒有動力系統，卻能在人群中移動，不費吹灰之力地以重大傳染病之姿席捲全球。儘管不具備視覺、聽覺、觸覺、嗅覺或味覺，但牠們卻能異常精準地偵測到鎖定為目標的細胞、器官或組織。就算有專為預防這種情形而設計的強大免疫防禦系統毫不懈怠地抵擋，病毒仍能得償所願。一旦接觸，牠們就會穿透目標細胞的防禦，突破表面具保護作用的細胞膜；進入細胞後，病毒就會開始接管細胞的生理、生化和遺傳運作機制，迫使細胞成為病毒自我繁殖的工廠。

歡迎來到病毒的世界！

毫無疑問，這是一個充滿謎團的奇怪世界。當我們試著從最基本的層面檢視這個世界時，會發現它顯得更加離奇。

那麼，病毒是什麼？要定義病毒，要從哪裡下手？例如，細菌和病毒之間有什麼區別？雖然病毒和細菌都會造成許多常見的傳染病，普通人經常會將牠們混為一談，但兩者其實天差地遠。有人說病毒介於生物學認定的生物與無生命的化學物質之間，因此比細菌更難定義。這種特質使一位傑出的同儕對病毒嗤之以鼻，斥之為「包裹在蛋白質中的小搗蛋」。雖然這種輕視確實有點道理，但病毒可不只是小搗蛋而已。所以，我們再深入一點吧！病毒是否仰賴基因和基因組，就像所有我們更熟悉的生命體一樣，像是鯨魚、人類、毛茛，到人稱「謙遜」的細菌？答案是：「是！」病毒確實有基因組，裡面包含由蛋白質編碼的基因。在後面的章節中，隨著觀察病毒基因組與其他有機體基因組的重要差異，我們會對病毒基因組有更多了解。

病毒是否也會按照與動植物相同的模式演化？答案仍然是：「是！」但是病毒獨有的某種有機體特性，對牠們的演化模式，或說演化所涉及的特定機制，造成極大影響：牠們只能利用宿主細胞的遺傳裝置自我複製，所以以前才會被定義為「專性遺傳寄生物」（obligate genetic parasite）。但隨著我們愈來愈了解病毒，愈來愈了解牠們在宿主演化上扮演的複雜角色，這個定義已經無法充分描述牠們的特性。定義要更準確，就必須接受「病毒是共生體」的事實。確實，我們現在知道病毒是終極共生體，從許多例子中，可以看到牠們會表現出所有的共生行為模式，即寄生、片利共生及互利共生。此外，由於病毒有時會表現出侵略性，作為與宿主關係的行為演化模式，因此它們也可能是「侵略性共生體」。

我們愈檢視病毒的演化軌跡，以及演化軌跡對宿主演化的影響，就愈會覺得牠們的故事十分離奇，引人入勝。如果我們說，病毒是誕生在地球上只有化學性自我複製體的時期，比細胞生命實際出現的時間更早，是否合理？如果是這樣，那麼病毒如何從這麼原始的源頭演化、與地球上其他生命互動，也因此對地球上所有生命的演化做出貢獻？

本書的目標是透過循序漸進的方式啟發讀者，先從大家熟悉的領域開始，好好觀察病毒引起的各種疾病。例如，本書會檢視普通感冒、麻疹、水痘、疱疹、腮腺炎以及德國麻疹等小兒疾病實際上究竟是怎麼回事。本書也會檢視大家不太熟悉的例子，例如狂犬病、「斷骨熱」（俗稱登革熱）、伊波拉這類出血熱，以及病毒引起的癌症，如伯奇氏淋巴瘤。檢視這些案例時，我們會發現讓病毒發揮作用的因素，並探索當遇到病毒時體內實際上會發生的事，病毒如何導致感染而產生相關症狀，以及深入了解病毒的關鍵——探索病毒本身從與人類宿主的「互動」中，能得到什麼。我們同樣會從病毒的視角出發，探索重要的傳染病形式，如流感、天花、愛滋病、小兒麻痺。這些重大傳染病，說明病毒感染如何影響人類社會的歷史，從古埃及人的壁畫，到美洲、澳洲和非洲的殖民都包括在內。我們也會仔細研究疫苗這種措施如何預防流行病的感染，涵蓋從幾個世紀前首度問世的天花疫苗，到最近關於三合一疫苗和人類乳突病毒疫苗的爭議。

病毒學源自研究病毒如何引起疾病。藉由了解我們已經熟悉的病毒，檢視病毒在生命演化的作用，尤其是探索病毒在人類演化史上的作用，可以擴大對病毒的認知。本書將說明，人類演化至今，如何與這些強大、看不見的東西共存，以及牠們如何在最親密的層面上對我們造成實質的改變，幫助我們成為人類。

我希望各位和我一樣，逐漸理解病毒在生命緣起與複雜關係上難以估計的重要性，並讚嘆在我們的藍色海洋星球上，竟然存在著如此奧妙至極的生命。大致上而言，病毒的輿論風評不佳，也在情理之內，因為前幾代病毒學家唯一與病毒接觸的時機，就是要替病毒引發的感染善後。但今天的病毒學界吹起巨大的變革之風。鋒頭之盛，甚至某位傑出的演化病毒學家最近還宣稱，我們正在目睹他所謂的「病毒東山再起」。這是什麼意思？為什麼某些現代病毒學先驅引入「病毒圈」一詞，作為了解病毒對整個生物圈重要性的新一波探索關鍵？有些人希望大家能改變觀念，開始把病毒視為「第四域生物」（Fourth Domain of Life）——病毒真的是「第四域生物」嗎？

第二章 「咳嗽、打噴嚏會傳播疾病」

傳統上，病毒被歸類在所謂的「微生物」中。我們一開始會發現這種小小的有機體，是因為牠們造成了人類和動植物的傳染病。有趣的是，人體中的一個部分，長期以來對各種微生物非常熟悉，尤其是病毒，就是我們抵擋傳染病的內建防禦系統，醫生稱之為免疫系統。也許就是因為我們生活在一個充滿微生物的世界，所以才會有這種內建的免疫保護。

這些微生物構成一座名副其實的動物園，覆蓋了我們的皮膚和其他表層膜；生物學家稱之為「人類微生物群系」。知道這個群系的存在，可能會讓某些人感到不安，但這個神祕世界對我們不具真正的威脅，是人類生存本有的一環，由各種細菌以及其他型態的微生物組成，棲息在我們的表皮、口腔和喉嚨、鼻孔和鼻腔中；女性的話，還要加上陰道。據說我們體內有大約三十到四十兆個細胞——如果各位喜歡算數，就是十的十三次方再乘上三或四；這是我們身上活體細胞的總數，構成人體的活體組織和器官。同時，我們的「微生物群系」，即棲息在皮膚、腸道、口腔和鼻腔通道、喉嚨、女性陰道中的所有微生物數量，是細胞總數的十倍之多，由細菌、古菌、原生生物等有機體組成。鑑於我們了解過去的大規模傳染病和惱人的常見感染，很自然地就會假設這些微生物一定有害——但這些構成我們個人微生物群系的微生物，其實沒有惡意。有些只是以片利共生的方式仰賴我們過活，不會對我們造成任何傷害。還有許多其他微生物有助於維持人體正常健康。例如，棲息在大腸或結腸中的微生物動物園，在促進營養方面有重要益處，像是幫助我們吸收維他命 B_{12}，還幫助保護消化道不被病源入侵。我們的糞便中很大一部分，至少百分之三十，是這些「結腸菌群」構成的。

還有愈來愈多證據顯示，皮膚和腹腔中的微生物群系，讓我們以許多其他方式受益。這種整體的認識，引發了相關問題：病毒會不會是這個人類生物群落的一部分，能為人類的健康做出貢獻？任何微生物群，如果能對宿主的營養或整體健康做出貢獻，代表牠們已經與同一宿主共生演化了一段漫長的時間。當我們開始思考這種奇特的病毒－宿主交互作用時，我們不得不立刻認為，與人體腸道和皮膚菌群等細胞共生體相比，病毒大不相同——牠們棲息在宿主基因組的架構中。

意思就是，病毒對人體吸收維他命之類的事情絕對沒有幫助。這件事代表的真正意義是，如果病毒確實對宿主健康，或甚至宿主演化有所貢獻，那麼這種貢獻可能要微妙得多，可能涉及與人類宿主免疫防禦的交互作用，或者還更深入地涉及與人類遺傳機制的交互作用；或最為深入地改變了人類的基因組，即人類遺傳的儲存庫，深埋在每個人類細胞的細胞核中。如果發生的是這種情況，病毒肯定曾對我們成為人類有所貢獻。

這些都是分量十足的問題。可能許多讀者想要指出，就他們所知，他們遇到的似乎都是沒什麼益處的病毒。

本書會探索一個十足奇特且十足迷人的病毒世界。一開始，我們先消除一個常見的誤解：許多人似乎會把病毒和細菌混為一談。這是完全可以理解的，因為病毒和細菌一樣，會導致許多常見的疾病，影響我們的日常生活，尤其是讓兒童不勝其擾的發燒。家庭醫生每天都在處理這些常見的疾病，而且治療方式通常都滿相似的：細菌引起的疾病就用抗生素；要保護兒童免受常見的病毒感染，就接種疫苗或用抗病毒藥物。難怪大家容易分不清楚病毒與細菌。那麼，兩者有什麼不同呢？

事實上，細菌和病毒大不相同。最明顯的不同在於尺寸——多數病毒比細菌小得多。如果仔細觀察咳嗽和打噴嚏時發生的事情，這點就很容易理解。我們認為這是令人討厭的感冒前兆。雖然有些其他病毒也會引起類似感冒的疾病，但多數感冒都是由一種名叫「鼻病毒」（rhinovirus）的特定病毒引起的。如果大家回想感冒時常見的打噴嚏、鼻塞、流鼻涕等症狀，就會發現鼻病毒這個名字很貼切，因為「rhino」源自希臘語「rhinos」，意思是鼻子。鼻病毒是最常侵襲人類世界的病毒感染，在秋季和初冬達到季節性高峰。我們對鼻病毒了解愈多，就愈能看出牠多麼適合牠的自然環境，以及傳染行為和傳播的生命週期。

鼻病毒極為細小，直徑約十八至三十奈米。奈米，簡寫為「nm」，一奈米是一米的十億分之一。從這裡就可以清楚知道，單一鼻病毒有機體（稱為「病毒顆粒」）當真是微乎其微。在稱為「分類學」的演化分類系統中，鼻病毒被歸類為「微小核糖核酸病毒」（picornavirus）科中的一個屬。「picornavirus」一詞用了「pico」，代表「小」；「rna」則是因為鼻病毒基因組是由核酸ＲＮＡ組成，而不是我們較熟悉的ＤＮＡ。關於遺傳分子的討論先暫時到這裡為止。在後續的章節中，我們會再回頭看以ＲＮＡ為基礎的病毒基因組有哪些重要含意。

回到病毒和細菌在尺寸上的差異。鼻病毒太小，在普通的實驗室光學顯微鏡下是看不到的。病毒顆粒只有在電子顯微鏡驚人的放大倍數下才能看到，形狀大致呈球形，類似細小的羊毛球。事實上，如果我們在電子顯微鏡下更仔細地檢查個別的病毒顆粒，會發現它們並不是真正的球體——它們的表面有多個切面，就像切割過的鑽石。以技術術語來說，鼻病毒的多切面表面是病毒「殼體」（capsid），相當於人類細胞封閉的細胞膜。這個殼體具有驚人的數學對稱性，由二十個等邊三角形組成。所有病毒都有基因組，由DNA或其姊妹分子RNA組成，蛋白質殼體就是包裹住病毒基因組的保護外殼。鼻病毒也是因為這個殼體而具有準晶體的外觀，稱為「二十面體」對稱性——這個詞說白了就是希臘語中「二十個面」的意思。然而，這個多面對稱性不是由金剛石晶體構成，而是由生化蛋白質組合而成。

早在電子顯微鏡發明之前，微生物學家就已經認識到病毒的存在。藉由病毒對宿主細胞的影響，微生物學家找到方法偵測病毒，甚至可以從病毒在培養物中的細胞病變作用中計算出精確的數量。科學家發現最適合培養鼻病毒的培養物，是來自人類鼻腔內壁和氣管內壁的細胞，著實不足為奇。同樣地，發現培養感冒病毒的最佳溫度是攝氏三十三度到三十五度，正是寒冷的秋冬季節人類鼻孔內的溫度，也在意料之中。

鼻病毒在宿主環境中有很高的適應能力，也很擅長感染特定宿主。各種已經感染過人類的鼻病毒中，當科學家試著用牠們的亞型去感染包括黑猩猩和長臂猿在內的實驗室動物時，只感染特定宿主這點變得很明顯——他們無法在任何動物身上複製典型的感冒症狀。我們由此學到病毒一項重要的特徵：鼻病毒在選擇宿主時很挑剔，完全只限智人。這點關係重大，因為這代表感染人類對病毒的生存至關重要。只有透過人與人之間的傳染，病毒才能傳播並繁殖出新一代的鼻病毒。我們就是感冒病毒天然的傳染窩。

但只要多想一下，這種排他性就會讓我們看到另一個切入點，也是一個關係重大的問題——這些微小的多面球體沒有明顯的動力機制，牠們怎麼可能在人類群體中穿梭，輕而易舉地跨越國家甚至國際界線，大肆傳播、感染？

我們其實已經知道答案了：這一章的標題就是暗示。我們為什麼會咳嗽、打噴嚏？因為當我們的鼻子、喉嚨、氣管受到刺激時，就會咳嗽、打噴嚏。這是天然防禦機制的一環，防止可能有異物進入、堵住氣管，並在不經意間阻塞呼吸道，威脅我們的呼吸。鼻病毒的作用是藉由刺激我們的鼻腔內壁，引發相同的生理反應。病毒會在人與人之間傳染，是因為每次咳嗽、打噴嚏時，會爆炸般地將病毒噴射到環境空氣中，再被新宿主吸入，造成新的感染。我們由此再次了解與病毒有關的重要知識：病毒不需要任何動力機制，因為牠們都搭人類動力機制的便車，而且無論我們去哪裡，都會因為咳嗽、打噴嚏而進一步助長牠們擴大感染範圍。

「病毒真聰明！」我們會這樣想。

但病毒不可能聰明。它們太簡單，簡單到無法替自己打算——諸多與病毒有關的謎團中，這又是一件讓我們大惑不解的事情。例如，一個直徑只有三十奈米的有機體，怎麼可能具有我們在普通感冒中發現，如此狡猾但極為有效的行為模式？答案是演化，病毒藉由演化做到這一點。其實，病毒具有非凡的演化能力，演化速度比人類快得多，甚至比細菌快得多。後面的章節會說明病毒利用宿主動力機制的方式，就是諸多演化適應的案例之一。

那麼，鼻病毒進入我們體內後，會做什麼呢？

我們已經看到，鼻病毒鎖定的目標細胞，就是鼻腔內壁的纖毛顫動細胞。一被吸入，病毒就會瞄準這些內壁的細胞，在細胞表層膜上發現某個特定「受體」，利用這個受體突破細胞膜的屏障，進入細胞內部，或稱細胞質。病毒會在這裡攔截細胞的代謝途徑，將之轉化為複製子代病毒的工廠。子代病毒被擠壓到鼻腔和呼吸道中，在那裡尋找新的細胞加以感染，持續入侵。似乎只要從感染者的咳嗽或噴嚏中吸入微量病毒，就會在新個體中引發感染。抵達新個體後，從病毒進入受感染的鼻細胞到噴出新的子代病毒這一段潛伏期，可能只有一天。一旦吸入病毒，我們就沒什麼機會倖免於感染。病毒複製會在第四天達到高峰。

幸好這一仗病毒並非占有全面優勢。儘管病毒發動攻擊，人體免疫系統已經記錄了威脅，也辨識出病毒抗原特徵，我們稱之為血清型。問題是，新血清型出現時，免疫系統需要時間辨識威脅，並備足強大火力反擊。到第六天時，鼻腔成為病毒與免疫系統交鋒的一級戰區，雙方寸步不讓。這種強烈的免疫反應，導致鼻腔大部分的內壁細胞脫落，暴露出高度發炎的原始表面，變窄的呼吸道滲出大量黏液，含有愈來愈多對抗病毒的抗體。鼻病毒最終會被中和性抗體消滅，「戰爭殘骸」則被吞噬性白血球的吞噬作用清除。在免疫戰火延燒期間，新宿主也會步入同樣的不幸循環，經由咳嗽、打噴嚏傳染其他人，持續一至三週。

大家都說感冒死不了人——這句話大致上是正確的。但感冒會使兒童更容易罹患鼻竇炎，或中耳炎這種討人厭的中耳細菌感染。感冒還可能導致有氣喘體質的人氣喘發作，且在有囊腫纖維化或慢性支氣管炎的患者身上，會引起繼發性細菌性胸腔感染。儘管如此，令人欣慰的是，鼻病毒最終會從絕大多數被感染的人身上消失，我們會徹底康復。

我們可以做什麼事，將感染這種感冒的風險降到最低？或是當我們因感冒而不舒服時，有沒有有效的治療方法？

在羅馬時代，小普林尼建議親吻老鼠毛茸茸的鼻吻治療感冒。班傑明．富蘭克林比較理智，他認為罹患感冒要歸咎於暴露在大氣中的寒氣與溼氣裡；他還建議呼吸新鮮空氣，並避免接觸其他人呼出的空氣。更現代的時期，我們看到名副其實一籮筐的旁門左道，統統號稱可以預防或治療感冒。其中最受歡迎的，是美國著名化學家萊納斯．鮑林大力推廣的維他命C。但是，唉，經過科學縝密檢視後，發現維他命C其實不見得比老鼠的鬍鬚更有效。也許我們應該更重視常識？感冒是由感染者咳嗽、打噴嚏傳染的。擠在辦公室上班的人，或甚至是生病在家的親人，都應該遵守基本禮貌：遮住口鼻才衛生。如果有人認為自己罹患感冒的風險特別高，當暴露在感染源中時，戴上病毒級口罩必定可以降低感染的可能性。

但還有一個關係重大的問題：如果我們的免疫系統已經能辨識鼻病毒並加以反應，為什麼我們這輩子仍然還是有可能受到影響，再次感冒？事實上，鼻病毒大約有一百種不同的「血清型」，因此對任何一型免疫都不足以保護我們不受其他血清型影響。除此之外還有另一件事：血清型會演化，因此牠們的抗原特性經常改變。

第三章 一疫克一疫

一九九四年，東非國家盧安達躍上全球新聞頭條和電視新聞畫面，當時主要族群胡圖族和少數族群圖西族間暗潮洶湧的內戰，爆發成為對少數族群的種族滅絕屠殺。但儘管有五十萬圖西人身亡，加害的胡圖族仍然在戰爭中落敗，導致兩百多萬胡圖人逃離盧安達。其中約半數人逃往西北，越過當時的薩伊，現在剛果民主共和國邊界，最終到達戈馬城附近。在胡圖人抵達之前，戈馬一直是一個人口約八萬的安靜小城，坐落在火山背風處的基伍湖畔。現在，洶湧而至的難民讓戈馬難以招架。一天之內，二十萬難民帶著各種東西，從毯子到微薄的番薯、豆子等配給口糧抵達戈馬，迷惘、又餓又渴、無家可歸。他們在門廊、校園、墓地紮營，田野裡人多到只能站著睡覺。世界各地的媒體蜂擁至鄰近地區，報導現場的混亂，以及對庇護、食物和水的迫切需求。

《時代》雜誌的一名記者估計，難民人數多到每天還需要再增加三百七十八萬公升的淨化水，才能不至於活活渴死，但救援機構只能供應不到十九萬公升的水。走投無路的人四處搜索淡水，在堅硬的火山土壤中絕望地抓扒；這種土壤需要重型機械挖掘機才能挖出水井或糞池。來自救濟營的人類排泄物汙染了鄰近的基伍湖湖水，為霍亂這種古老瘟疫創造完美的環境。在確認霍亂後的二十四小時內約有八百人死亡，然後患者就數不勝數了。

病毒不是造成瘟疫的唯一原因。許多致命的細菌都會造成瘟疫，例如β－溶血性鏈球菌、肺結核以及斑疹傷寒，以及某些會導致地方性疾病的原生生物，例如瘧疾、血吸蟲病與弓蟲病。霍亂是一種細菌性疾病，由逗號形狀的霍亂弧菌引起。一般認為這種疾病源自孟加拉盆地，早在公元四百年時就有在印度爆發致命疫情的歷史紀錄。霍亂弧菌的傳播很複雜，涉及兩個截然不同的階段。在水庫裡，病菌似乎在浮游生物、卵、變形蟲和殘骸中繁殖，汙染周圍的水；再從這裡傳染給飲用汙水的人，在人體內引發嚴重的腸胃炎。事實證明，由於猛爆性、「米湯」般的腹瀉造成大量脫水，這種腸胃炎會迅速致命。在人體內的這個階段，為病菌感染提供了第二個傳染窩。如果不採取嚴格的衛生措施加以預防，這種高傳染性、高毒性的腸道感染，會導致個別患者無法控制地排出大量米湯樣糞便，汙染周圍環境，尤其是當地的飲用水源，造成病菌快速散播，加倍繁殖的惡性循環。

十九世紀時，霍亂從它天然的中心地帶蔓延，在亞洲、歐洲、非洲、美洲許多國家引發大流行。霍亂引起的大量腹瀉排泄物與一般的食物中毒不同；染病的成人一天可能會流失三十公升的體液和電解質。在幾個小時內，患者就會陷入昏睡般的休克狀態，並死於心臟衰竭。

英國麻醉學家約翰・斯諾是第一個認為霍亂與受汙染的水有關的人，他在一八四九年發表的一篇文章中闡述了自己的理論。一八五四年，他在倫敦布羅德街附近爆發的疫情中測試此理論，推斷疾病是因為將下水道汙水疏通至社區飲用水中而傳播的。斯諾深思熟慮的研究，使世界各地的政府當局都注意到清潔飲用水的重要性。今天，只要用非常迅速的靜脈輸液替換體液和電解質，就可以挽救患者的生命。但基伍湖周圍爆發的疫情規模，以及當地相對匱乏的醫療設施，限制了臨床的應變。讓情況雪上加霜的是，盧安達難民營中的霍亂已確認為是艾托生物型（O1-El Tor）流行性弧菌菌株，已知對許多標準抗生素具有抗藥性。這對當地衛生部門和來自世界衛生組織的醫療人員而言，是極大的問題。儘管對疫情的應變是史上最大規模的救援行動之一：薩伊武裝部隊、全球各大救援機構、法國和美國軍隊都參與其中，但霍亂傳播的速度太快，眾多單位合力也無用武之地。

疫情爆發三週後，已有一百萬人感染霍亂。即使有現代知識以及公民、醫療援助拚命努力，這次疫情據信導致約五萬人死亡。很難相信像霍亂弧菌這種具高度抗藥性的瘟疫菌種，本身可能是另一種微生物的盤中飧。但就在基伍湖疫情爆發的一世紀前，在霍亂流行地區的中心地帶，另一位英國醫生在歷史性的觀察當中，記錄的正是這種神祕微生物對霍亂弧菌的襲擊。

一八九六年，恩尼斯特．漢伯里．漢金在印度研究霍亂時，在恆河和亞穆納河受汙染的水域中觀察到某些不尋常的情況。漢金已經發現，只要採用簡單的權宜之計，在喝水前煮沸飲用水，就可以保護當地居民免受致命疾病肆虐。當他在一項新實驗中，將河裡的生水加入霍亂弧菌的培養物中並加以觀察時，驚訝地發現生水中的某些物質證實對霍亂菌種是致命的。這是河水中某些未知物質似乎以霍亂弧菌為食的第一個跡象。

漢金進一步探究這個謎題。他發現，如果在加水進霍亂病菌培養物之前先將水煮沸，殺死弧菌的效果就沒了，表示殺死霍亂弧菌的東西，本質很可能是生物。他必須知道牠是不是另一種細菌（有時細菌是彼此的敵人），或者殺死病菌的是不是某種完全不同的東西、某種十足神祕的成分。漢金決定使用名為尚柏朗－巴斯德「防菌」過濾器的設備，進行一項新實驗。這個設備是在此十二年前由法國微生物學家查爾斯．尚柏朗和路易．巴斯德開發的。尚柏朗－巴斯德過濾器是一種類似燒瓶的瓷製裝置，使微生物學家可以讓流浸膏通過直徑從零．一至一．零微米（從一公尺的一萬分之一到一千分之一）的孔狀網格，好捕捉細菌，但其他尺寸較小的東西都可以通過。過濾器發明兩年後，德國微生物學家阿道夫．邁耶證明，菸草鑲嵌病這種常見的菸草植物疾病可以藉由某種濾液傳播，這種濾液能通過最精細的尚柏朗－巴斯德過濾器。不幸的是，他說服自己這種疾病的原因一定是某種非常微小的細菌。一八九二年，俄羅斯微生物學家迪米崔．伊凡諾夫斯基重複了這個實驗，得到相同的結果。他駁斥致病因是細菌的觀點，但仍然下了錯誤的結論，認為流浸膏中一定存在非生物的化學毒素。終於，在一八九六年，也就是漢金在印度河水中尋找神祕物質的那一年，荷蘭微生物學家馬丁努斯．拜耶林克重複了菸草鑲嵌病的過濾實驗；但拜耶林克的結論認為病原體既不是細菌也不是化學毒素，而是「某種具傳染性的活液體」。儘管拜耶林克的答案最接近真相，但仍然不對。今天我們知道，菸草鑲嵌病的病因是一種病毒——菸草鑲嵌病毒。但多虧拜耶林克自以為發現了「具傳染性的液體」，目前《牛津英語字典》對「病毒」的定義是：「毒素、黏稠液體、令人不悅的氣味或味道。」

病毒不是毒素，也不是黏稠液體，也不是令人不悅的氣味或味道，而是有機體，非常神奇的有機體。牠與細菌不同，也確實與地球上任何有機體都完全不同。絕大多數病毒都非常小，小到足以通過尚柏朗－巴斯德過濾器。

當然，漢金讓河水流過尚柏朗－巴斯德過濾器精細的篩網時，對病毒的存在一無所知。儘管他沒有立場替這個神祕物質提出可能的解釋或命名，但他發現了地球上最重要、最普遍的病毒之一，也就是今天稱為「噬菌體」（bacteriophage）病毒群的成員。這個名字取自希臘語中的「phagein」，意思是吞噬。漢金的實驗中，霍亂弧菌發生的就是這種情況——被噬菌體病毒「吞噬」。

漢金的發現真正的意涵，一直是個謎。到了一九一五年，英國細菌學家菲德里克．圖爾特發現了類似的微小物質，可以通過尚柏朗－巴斯德過濾器，但仍然能夠殺死細菌。到目前為止，儘管大家知道病毒的存在，但生物學家對病毒知之甚少。圖爾特推測，他觀察到的要麼是細菌生命週期的某個自然階段，細菌自己產生了致命的酵素造成的結果，要麼是某種生長在細菌上並摧毀細菌的病毒。大約兩年後，一位自學成才的微生物學先驅，法裔加拿大微生物學家費里斯．戴列爾，終於解開了這個謎團。

戴列爾出生在加拿大蒙特婁市，但自認為是世界公民。在涉足病毒界之前，他已經周遊列國，在美洲、亞洲、非洲多個國家工作，最後終於落腳在巴黎的巴斯德研究所。當時微生物學是個時髦的科學研究領域，知識基礎正在迅速擴展。在突尼西亞進行研究期間，戴列爾遇到一樁可能是病毒感染細菌的情形，細菌在蝗蟲群間引發了致命的瘟疫。現在他在巴斯德這間著名的研究所工作，即使第一次世界大戰就在不遠處打得如火如荼、士兵在泥濘戰壕中因為細菌性痢疾而喪命，仍然不妨礙他對這種骯髒疾病的高度興趣。

與阿米巴痢疾相反，細菌性痢疾是由一種叫做志賀桿菌的菌屬引起的，會從患者身上經由糞口傳染，導致的症狀從輕微的腸道不適到嚴重的腸胃問題，例如讓人痛不欲生、緊縮的腸痙攣等，還伴隨高燒、出血性腹瀉，以及醫生稱為「虛脫」的情形。一九一五年七、八月間，法國軍隊的一支騎兵中隊爆發出血性細菌性痢疾；這支中隊在法德前線、距巴黎只有八十多公里的地方進退不得。對爆發的疫情進行緊急微生物調查的工作，落到戴列爾身上。他在對罪魁禍首進行密集調查的過程中，發現了「一種看不見的、痢疾桿菌的拮抗微生物」，對洋菜培養板上原本不透明、均勻生長的痢疾細菌造成了清楚的溶解孔洞。戴列爾與先前的同行不同——他毫不遲疑地認出發現物體的本質。「一瞬間我就明白，造成這些清晰孔洞的……是寄生在細菌上的病毒。」

事實證明，戴列爾的直覺是正確的。正是戴列爾替病毒取了我們今天熟知的名字：「噬菌體」。接著，這位法裔加拿大微生物學家，再次獲得幸運之神眷顧。他在研究一位罹患嚴重痢疾的不幸騎兵時，對這位患者的幾滴血便進行了反覆培養。像往常一樣，他在培養皿上培養痢疾細菌，並讓流浸膏通過尚柏朗－巴斯德過濾器，取得可以用來檢測病毒是否存在的濾液。他每天檢測濾液——他將痢疾細菌的新鮮培養液裝在玻璃瓶容器中，然後再加入濾液。連著三天，培養液都很快變得渾濁，證實痢疾細菌大量生長。到了第四天，新的培養液一開始和之前一樣，變得渾濁；但當他用同樣的培養物再培養一次時，他目睹了戲劇性變化。戴列爾是這麼說的：「所有的細菌都消失了。它們消融瓦解，就像水中的糖一樣。」

戴列爾推斷，他目睹的影響是一種會吃掉細菌的病毒造成的，這種能夠吞噬志賀氏桿菌的噬菌體病毒，必然也存在於騎兵的腸道中。隨後他又靈光一閃：相同的事情，是否也正在患者體內發生？他衝進醫院，發現騎兵的情況在夜裡大有好轉，之後完全康復。當時，細菌性感染如痢疾、傷寒、肺結核、鏈球菌，在全球都是疾病和死亡的主因。由於還沒有抗生素可以治療感染，世人亟需某種形式的療法。戴列爾對痢疾細菌噬菌體的觀察，使他產生一個想法：也許可以為治療危險的細菌性感染專門培養噬菌病毒。

一九二〇和一九三〇年代，戴列爾對噬菌體的醫學應用進行了廣泛的研究，引入以噬菌體療法治療細菌感染的概念。這種療法在前蘇聯的喬治亞及美國廣獲使用，一直到一九三〇和一九四〇年代發現抗菌藥物為止；使用藥物簡單得多，也證實極為有效，因此取代了噬菌體療法。但戴列爾並沒有就此停止研究這個奇妙卻致命的東西。牠非常小，就算是最強大的光學顯微鏡也完全看不見，但當牠遇到牠的細菌獵物時，卻顯得如此強大。

一九二六年，戴列爾出版了《噬菌體》一書，現已是歷史性巨著。書中描述了他與噬菌體病毒有關的研究，與深思熟慮的推斷。正如我們注定將發現噬菌體的重要性，在今天對其有更多認識後，早已超越所有研究先驅，甚至費里斯·戴列爾本人在早年所能想像的一切。

回顧這段歷史會發現，即使在這麼多年前，戴列爾就已經能夠清楚理解他面對的是自然界的奇蹟。他在書中宣稱，這些對細菌如此致命的物質，也能夠在噬菌體病毒與其宿主細菌的交互作用中，發揮非凡的平衡作用。戴列爾是這麼說的：「這個混合培養物，是噬菌體微粒的毒力和細菌的抵抗力達到平衡而產生的狀態。這種培養物實現了一種名副其實的**共生**：以抵抗感染來平衡寄生。」這是微生物學史上第一次使用「共生」一詞指稱病毒。戴列爾在注腳中，將他在噬菌體病毒和細菌的交互作用中觀察到的現象，與最近在所有陸生植物身上發現的共生關係進行對比，深化了共生的含意。陸生植物的共生情形，例如土壤中的真菌侵入植物根部，形成「菌根」，讓真菌藉此用水分和礦物質餵養植物，而植物吸收陽光進行光合作用後的代謝產物，則提供給真菌當作能量來源。戴列爾是這麼說的：「細菌和噬菌體之間各自的行為，與蘭花種子和真菌的行為完全一樣。」

戴列爾現在被許多科學家當作病毒學和分子生物學之父。但是，病毒學界和廣義的微生物學界，在很多年後才重新發現戴列爾對噬菌體共生本質的原始看法。

第四章　父母的噩夢

父母都很熟悉兒童出疹和發燒帶來的焦慮。當心肝寶貝因為汗流浹背的高燒翻來覆去、躁動焦慮、劇烈咳嗽、不舒服、嘔吐時，我們自然會覺得大事不妙，憂慮得幾乎無法入睡，擔心在漆黑的夜裡可能發生更糟的事情。這種憂慮可能是對某種恐懼的餘悸——以前在黑夜中，恐怖的事情真的會降臨到我們的摯愛身上。這種恐懼直到最近才消失。現在我們多幸運，家人有抗生素、抗病毒藥物和疫苗的保護，把恐懼隔得遠遠的。但這些進步對醫學和社會而言，都是最近才出現的。我們不應忘記，直到一九五〇年代，即使在已開發國家，感染仍然是多數人最終離世的主因。

麻疹這種常見且具高度傳染性的小兒發燒，在使用三合一疫苗預防之前，正是父母焦慮的主因之一。令人吃驚的是，麻疹似乎是一種相對較新的人類疾病。希波克拉底於西元五世紀時寫下古希臘常見的疾病，紀錄中對常見傳染病的敘述清晰可辨，例如病毒引起的疱疹、原生生物引起的瘧疾。但這位知識淵博的古代權威描述的症狀和體徵中，沒有一項和麻疹相符。然而，麻疹是一種難以忽視的疾病，會造成顯著的出疹、發燒、具高傳染性，又普遍好發於兒童。「麻疹」（measles）這個名字中暗藏玄機，其字源來自盎格魯－撒克遜語中的「maseles」，意思是「斑點」。麻疹的第一份書面紀錄要歸功於十世紀的波斯醫生阿布．貝克爾，人稱「拉齊」。他引用七世紀的希伯來醫生艾爾．耶胡迪，提供對麻疹的第一份臨床描述。拉齊知道麻疹是一種小兒病痛，且將麻疹與同樣普遍、同樣會引起皮疹，但更致命的天花區分開來。

麻疹的典型症狀包括高燒，溫度通常高於攝氏四十度，劇烈咳嗽、流鼻涕、眼睛發炎。開始發燒後兩、三天，在臉頰內側的黏膜，可以看到小白斑出現在紅色、發炎的表層上。這些斑點被稱為柯氏斑點，是診斷麻疹的依據。同時還會有一種扁平、鮮紅色的皮疹侵入皮膚，通常從臉開始，然後擴散到身體其他部位，皮疹與其造成的不適一般會持續七到十天。身體健康且營養良好的兒童，通常會完全康復，但營養不良的兒童，尤其是在低度開發、醫療照護設施不發達的國家，會有少數個案發生麻疹引起嚴重併發症的情形。

麻疹跟普通感冒一樣，只有人類會生這種病，但還是可以在實驗室的實驗中以人為的方式傳染給猴子。意思就是，我們是麻疹在自然環境中的傳染窩，是天然宿主。麻疹病毒唯一可以傳播感染並產生新子代病毒的場所，是我們體內——就是這麼親近，就是這麼個人。這代表人類與麻疹病毒間的關係——共生關係——已經演化了很長一段時間，套一句共生學的說法，就是對兩個「夥伴」都有演化上的意義。致病的麻疹病毒，在更大的副黏液病毒科中有不同群體，稱為「演化枝」。個別麻疹病毒顆粒是球形的，很像感冒病毒，基因組由單鏈RNA組成。病毒基因組被包裹在相似的殼體外衣中，但麻疹病毒基因組的殼體表面還有一層「封套」，帶著許多尖刺狀的突起，在感染過程中發揮關鍵作用。

麻疹是遍布全球的高傳染性病毒，但牠寄生的人數只能造成「地區性傳染病」，人群中必須不斷有易受感染的兒童加入，牠才能存活。我們會在討論麻疹疫苗時進一步說明這項觀察。麻疹病毒是藉由飛沫吸入傳染，和普通感冒很像。病毒一開始鎖定為目標的細胞，也是呼吸道內壁的細胞。不過，與專攻鼻子和喉嚨的感冒病毒不同的是，麻疹病毒會進入下呼吸道。另外，由於某些不明原因，麻疹還特別偏愛結膜細胞，因此眼睛發炎也是臨床表現的常見體徵。在感染一開始的二到四天，病毒會在目標細胞中局部繁殖。這個外來入侵物導致局部發炎，回過頭來引起白血球（稱為巨噬細胞）的注意。巨噬細胞通常會吞噬不需要的殘骸、死亡和患病的細胞，以及入侵的寄生物。這個過程稱為吞噬作用。不幸的是，這些吞噬細胞現在成了麻疹病毒最後的目標。唉，對病毒及其行為略有了解後，這應該算是意料中的發展。

病毒綁架並入侵吞噬細胞，在吞噬細胞內自我複製，然後利用牠們自然的運動抵達局部淋巴腺，展開第二階段的病毒複製。病毒從淋巴腺侵入另一種白血球細胞，然後再次搭著受感染細胞的順風車進入血液，從而擴散到每個細胞和組織，尤其是皮膚。隨血液擴散的這個階段，又稱「病毒血症」，正是典型的皮疹和高燒發生的階段。

正如在感冒病毒身上觀察到的，麻疹病毒也無法事事如意。被繁殖的病毒鎖定的巨噬細胞，是我們免疫系統的第一道防線，除了吞噬作用外也在我們內建的「先天」免疫能力中扮演重要角色。巨噬細胞還有另一個關鍵作用，就是觸發更強大的「後天」免疫防禦系統，可以辨識出病毒表層膜上的外來抗原是「外來物」（有別於身體「自身」的概念），並讓我們的細胞，例如淋巴細胞，認識這些外來抗原，啟動特定的免疫識別過程，然後產生針對病毒的抗體。抗體反應也會與免疫防禦的另一個關鍵要素結合，稱為「細胞免疫」。免疫反應這些強大的元素，最後會一起摧毀外來的威脅。

多年前，我還在謝菲爾德大學念醫學院的時候，進行了一項實驗，目標是檢測哺乳類動物的免疫系統如何因應這種入侵血液的病毒。在導師微生物學教授麥克・麥格恩特加的幫助下，我將病毒注入兔子的血液中，然後觀察兔子的免疫系統如何因應。我從初級劑量開始，約一週後再打一次追加劑量。有些讀者的反應可能是擔心實驗動物受傷害，但我使用的病毒是一種噬菌體，稱為 ΦX174，這種病毒只攻擊大腸桿菌，所以兔子沒有生病。但牠們的後天免疫系統回應的方式，與哺乳類動物免疫系統面對外來入侵者進入血液時的回應一樣。抗體的形成分為兩波，在二十一天時達到高峰，一滴現已免疫的兔子血清，在短短幾分鐘內就可以讓十億病毒喪失活力。在大學其他同事的幫助下，我們拿到電子顯微鏡下的實況照片，顯示注射器狀的噬菌體病毒被抗體分子打得難以招架，集結成黏黏的、抗體包裹的聚集體；想來永遠保持警惕的吞噬細胞，應該很快會將它們打掃得一點痕跡都不剩。

我在噬菌體病毒實驗中觀察到的情況，與患有麻疹的兒童身上預期會發生的情況類似。接觸病毒後的潛伏期為一到十二天，病毒會在這段時間內藉由目標細胞進入呼吸道，透過淋巴腺進入血液。在這個階段，發燒、咳嗽、流鼻涕、眼睛發炎等病狀開始變得明顯。兩三天後，臉頰內壁會出現柯氏斑點，臉上出現皮疹，並在一到兩天內蔓延到皮膚上。諷刺的是，發燒、皮疹等嚇人的症狀和體徵，實際上是由於免疫系統攻擊病毒而產生的。因為免疫系統的作用，多數兒童會慢慢地完全康復，之後免疫系統會記得病毒表面的抗原。在多數情況中，這樣可以確保患者未來受到麻疹感染時具有抵抗力。但少數不幸的罹病兒童，在康復期間會發生進一步併發症，包括腹瀉、肺炎、失明，最嚴重的是腦部發炎，稱為腦炎。

讀者讀到這裡可能會很驚訝：在一九六三年引入麻疹疫苗之前，麻疹大流行每隔兩、三年就會席捲全球一次，造成約兩百六十萬人死亡。即使在今天，儘管已經有安全、符合成本效益的疫苗可以用於預防感染，麻疹仍然是幼兒死亡的主要原因之一。世界衛生組織估計，二〇〇〇年至二〇一六年間，麻疹疫苗接種預防了約兩千零四十萬人死亡；但不幸的是，二〇一六年仍有大約九萬人因這種可預防的感染而白白喪命。

對我這一代人而言，麻疹司空見慣。但現在的父母不同，如今的已開發國家，多數父母對家中有人得麻疹這件事幾乎沒有，甚或完全沒有經驗。這都要歸功於如今在許多國家都已經是政府政策的ＭＭＲ疫苗接種計畫，可保護兒童不受麻疹（Measles）、腮腺炎（Mumps）、德國麻疹（Rubella）這三種病毒的感染。但由於所謂的「ＭＭＲ錯誤資訊恐慌」，這種三合一疫苗在各國成為爭議焦點，有些父母受到誤導，不讓孩子參與疫苗接種計畫。

本章稍後會回頭討論這個重要主題。但我們先來看看這種三合一疫苗中涉及的另外兩種病毒。

腮腺炎感染名為「mumps」，可能源自於一個年代較久遠的用字「mope」，意思是「悶悶不樂」，充分描述了罹病兒童因為不舒服、發燒而沒精神的樣子。患者在發病一天後，單邊或兩邊臉頰內的腮腺會疼痛腫脹，臨床上稱為「腮腺發炎」。致病的腮腺炎病毒也是一種副黏液病毒，傳播範圍同樣廣及全球。與麻疹不同的是，希波克拉底在大約兩千五百年前就很熟悉腮腺炎。腮腺炎也是只有人類會得的病，只能仰賴人類宿主。套一句共生學的說法，人類就是與腮腺炎病毒共同演化的夥伴，也是唯一的天然傳染窩。腮腺炎病毒通常也經由呼吸道傳染，但亦可藉有病毒感染的唾液汙染而傳播。

幸好，多數情況中，免疫系統會迅速因應腮腺炎，幾天之內症狀就會和緩下來，患者通常可以平安無事地康復。在某些個案身上，發病的情形非常輕微，患者甚至沒有意識到自己感染了病毒。但在青春期之後才感染腮腺炎的男性中，有百分之二十的患者會因病毒而導致睪丸發炎，臨床上稱為「睪丸炎」。症狀包括可能相當劇烈的局部疼痛，並在腮腺炎發作後大約四至五天，發生一側或兩側的睪丸腫脹。這可能導致某種程度的睪丸萎縮，但幸好睪丸炎通常不至於造成不育。另外，雖然比較少見，腮腺炎偶爾會導致女性卵巢發炎，或是在男女身上都可能導致胰腺炎。腮腺炎還可能導致病毒性或「無菌性」腦膜炎，或是和麻疹一樣導致腦炎。腦膜炎和腦炎都是嚴重的醫學併發症，通常需要住院治療，在某些情況下會致死。

德國麻疹又稱為風疹，完全不只在德國傳染，而是一種全球散布的傳染病，只是正好十八世紀有兩位德國醫生首先描述了這種疾病。它與麻疹沒有任何關係。事實上，德國麻疹的致病病毒是一種「披衣病毒」，相當有趣的是，牠是披衣病毒科中唯一不藉由昆蟲叮咬而傳播的病毒。德國麻疹是一種程度通常較溫和的病毒性傳染病，主要感染兒童和年輕人。但如果孕婦在懷孕初期感染德國麻疹，因為懷孕初期是胎兒重大胚胎發育的關鍵時期，所以會導致胎兒死亡或各種嚴重的先天性缺陷，稱為「先天性德國麻疹症候群」（ＣＲＳ），包括聽力受損、眼睛和心臟缺陷、自閉症、糖尿病和甲狀腺功能障礙。

這裡的重點是，德國麻疹和麻疹、腮腺炎一樣，都是人類限定的，意思就是我們是這三種病毒唯一的傳染窩或宿主。套用共生學的說法，我們是唯一的夥伴，意思就是如果傳染窩關門大吉，例如透過疫苗接種，疾病就會消失。

在已開發國家，因為預防性疫苗接種，麻疹、腮腺炎、德國麻疹這三種病毒的風險已大幅降低；英國、美國和許多其他國家都使用三合一ＭＭＲ疫苗推動接種。鑑於各種錯誤資訊引發的恐慌，我們一定要了解這種疫苗的目的，以及疫苗實際發揮作用的方式。

疫苗用的可能是活的但無害的活體病毒株，或已被殺死的病毒，甚至是從病毒某部分中提取的抗原，保護兒童不受病毒感染的痛苦和潛在併發症的威脅。使用麻疹、腮腺炎、德國麻疹活體馴化病毒的ＭＭＲ三合一疫苗，在引入疫苗的國家大大降低了三種病毒疾病的流行率。不幸的是，關於ＭＭＲ疫苗會增加自閉症風險的說法雖然在科學上站不住腳，但仍使一些父母打消讓孩子接種的念頭。

大家真的必須注意，留心醫生和衛生當局的建議，並無視來源不明的錯誤訊息，否則可能會導致不愉快的後果。最近在美國明尼蘇達州的索馬利亞裔社區就發生了相關案例：當地居民誤以為疫苗會增加孩子患自閉症的機率，因此不再讓孩子接種ＭＭＲ疫苗。明尼蘇達大學、亞特蘭大疾病管制與預防中心（下文簡稱ＣＤＣ）和美國國家衛生研究院的聯合研究揭露了真相，說明索馬利亞裔美國人的自閉症罹患率，與城市裡已接種疫苗的白人族群沒有區別。唉，二〇一七年五月，明尼蘇達州爆發了二十七年來最嚴重的麻疹疫情。州政府官員建議索馬利亞裔兒童盡快接種追加劑量的疫苗，取得保護。

麻疹這種危險、具有高度傳染性的小兒疾病捲土重來，美國絕非單一案例。二〇一八年五月，英國的《每日電訊報》報導麻疹疫情再起，橫掃整個歐洲大陸，比利時、葡萄牙、法國、德國的疫情不斷加劇。這種情況同樣是因為麻疹疫苗被毫無根據地與自閉症牽連在一起，影響ＭＭＲ疫苗接種的效果，造成歐洲境內原本已經達歷史新低的麻疹罹病個案數量，從二〇一七年開始增加了百分之三百，二〇一八年估計有兩萬一千個病例，約三十五人據報死亡。在英國，ＭＭＲ與自閉症有關的錯誤資訊已經流傳多年，許多十幾歲到二十歲出頭的年輕人在小時候沒有接種疫苗，使他們現在更易於受到這種令人討厭且可能很危險的病毒感染。二〇一八年七月，《泰晤士報》報導表示，全英的家庭醫生都已經接獲國家級警報，要他們提高警覺，注意從義大利度假回來的家庭是否染上麻疹。光在英格蘭，二〇一八年上半年就已呈報七百二十九個病例，相較之下，前一年全年只有兩百七十四個病例。

心存顧慮的父母，應該去找知識淵博的家庭醫生尋求建議。

第五章 病毒那件小事

大家在看待微生物時最常犯的錯誤之一，就是病毒、細菌傻傻分不清楚。區分兩者的差異是非常重要的第一步，後續才能了解細菌和病毒這兩種截然不同有機體的交互作用，在更廣大的生態系統中所扮演的關鍵角色，對地球上的所有生命都極為重要。哺乳類動物健康的結腸中，大腸桿菌（*Escherichia coli*）是最常見的一種細菌，通常簡寫為「*E. coli*」。大腸桿菌是在實驗室環境中受到最廣泛研究的細菌，也是腸道共生菌的重要成員，有助於產生維他命K、消化吸收維他命B_{12}，同時也有助於減少病原菌入侵的威脅。大腸桿菌在嬰兒出生後四十小時內，就會藉由人類的手口接觸（最有可能是在母親撫摸、餵養孩子的時候）占據嬰兒的腸道。這當然不是威脅，而是為人類與細菌之間重要的共生交互作用拉開序幕。

大腸桿菌種分為好幾個血清型，多數對人類無害或與人共生。因此人體排泄物汙染皮膚只是衛生問題，不至於引起恐慌。但是，致病血清型的大腸桿菌會引起腸胃炎，也會引發食安疑慮，導致食品賣場將商品下架。毒性更高的病理血清型菌株，可能引起尿道感染，並且雖然少見，但仍可能造成致命的腸壞死、腹膜炎、敗血症、溶血性尿毒症候群。幸好，這些血清型非常罕見，因此在正常情況下，大腸桿菌是有益人類腸道菌群的好菌。

在光學顯微鏡下，大腸桿菌是看起來像香腸狀的單細胞細菌，長約二點零微米。微米，或「µm」，是一公尺的一百萬分之一。大腸桿菌沒有細胞核，因此它是一種原核生物（prokaryote），希臘語原本的意思是「在有核的生命型態之前」。大腸桿菌菌體被包在薄膜狀的細胞壁中，裡面有蛋白質抗原，將大腸桿菌區分為不同的血清型。其細胞壁不吸收常用於測試細菌類型的革蘭氏染色，因此被歸類為革蘭氏陰性菌。這樣的細胞壁能隔離某些抗生素，舉例而言，大腸桿菌能抵擋青黴素的作用。許多菌株都有鞭毛，可以看到牠們蠕動著尋找營養素。大腸桿菌適合生活在人體腸道的厭氧環境中，緊黏在腸壁的微絨毛上。當大腸桿菌隨著糞便被排出體外後，即使暴露在含氧環境中，也能存活一段時間，也因此病理血清型菌種會在家庭或食品加工環境中造成食品汙染。

我們似乎有將所有微生物視為潛在病原體的傾向。但在醫學界之外，微生物學家早就知道微生物在自然界中的角色更為廣泛。例如，土壤中的細菌對於正常生命週期至關重要，有助於將有機物質分解為基本成分，因此得以回收，以支持其他生物的基本需求。這些土壤細菌非常重要，如果牠們消失，地球上絕大多數生物都會步上牠們的後塵。這種鮮活的互相依存關係就是共生。我們人類很容易將共生與「友好」或「在一起」的概念混為一談，因此會將人類的屬性硬塞到不適用這些人類概念的情況中。澄清共生概念在生物科學中的實際意義，可能會有幫助。

細菌、病毒之類的小東西，是不會思考的，也沒有感覺。牠們彼此間的行為，以及與宿主有關的行為，是由偶然和演化基本機制雙管齊下驅動的。共生不是好好先生與好好小姐握握手，然後一切天下太平，從此過著幸福快樂的日子——共生是要在達爾文所謂的「掙扎求生」中活下去。一八七八年，柏林一位植物學教授狄伯瑞，將共生定義為「不同名稱的有機體一起生存」。現代的詮釋可能會將他的定義換句話說，變成「不同有機體物種間的生存交互作用」。會產生交互作用的夥伴物種被稱為「共生體」，而整體交互作用則稱為「共生總體」。

共生包括寄生。寄生的定義是一種共生交互作用，其中一個或多個夥伴以犧牲其他夥伴為代價，從夥伴關係中受益。共生也包括片利共生，其中一個或多個夥伴在不損害其他夥伴的情況下受益。共生還包括互利共生，其中兩個或多個有交互作用的夥伴從夥伴關係中受益，而不會對另一個或多個夥伴造成傷害。有一點一定要理解，就是互利共生經常始於寄生——事實上自然界中，許多關係的情形都介於寄生和互利共生這兩種極端之間。這種對生存交互作用的廣泛概念，讓我們得以理解自然界中各式各樣的生存交互作用，包括微生物及其宿主的交互作用。因此也可以拿一種細菌，例如大腸桿菌，與另一種也偏好人類腸道的病毒，例如俗稱冬季嘔吐病毒的諾羅病毒加以比較。

諾羅病毒是世界上最常引發腸胃炎的病毒，大家熟知的病徵包括腹瀉、嘔吐、胃痙攣等令人不快的症狀。藉由糞口途徑傳染的諾羅病毒，無論是碰到受汙染的食物或水，還是直接接觸來自患者的汙染，都具有極強的傳染力。人類似乎又是這種病毒唯一的宿主；反過來說，這就代表我們是病毒在自然環境中的天然傳染窩。症狀通常在接觸感染後十二至四十八小時出現，經常伴隨低燒和頭痛。對腸道的刺激很少會嚴重到引起出血性腹瀉（有時會在痢疾患者身上發生）通常幾天內就會康復。由於病況通常都是自限性的、會自己痊癒，因此往往僅根據症狀就可以進行診斷，尤其是在當地已確認有疫情爆發期間更是如此。患者通常不需要特別治療，不過多攝取液體可以避免脫水，還可以服用非特異性退燒和抗腹瀉藥物。通常不需要實驗室檢驗確認，但公衛當局有時可能會利用檢驗追蹤接觸。

明智的政策，是藉由仔細洗手、消毒可能受汙染的表面以預防病毒。不幸的是，醫院分發的那種酒精洗手液，據報是無效的。

諾羅病毒是杯狀病毒科中的一個屬。取名為「杯狀病毒」（calcivirus），是因為牠們的殼體上有杯狀的凹陷，就以希臘字「calyx」（意思是杯子或高腳杯）命名。由於牠們目前無法在普通的實驗室培養基中培養，所以這個單一物種被分為六個在遺傳上截然不同的「基因群」，會感染老鼠、牛、豬和人類。人類基因型病毒即使數量很少，也具有極強的傳染性。有人計算過，一茶匙的患者腹瀉排出物所含的病毒，足以感染全世界的人都還綽綽有餘。但這不是我們提高警覺的原因。幸好，疾病傳染所需的條件，比這種紙上談兵的理論更多。更實際的考量是，患者在症狀消失**後**的好幾天內，仍然具傳染性。意思就是患者自己可能覺得已經康復到可以恢復正常生活，包括去上班，但其實他們仍然會散播病毒。這也可能導致在封閉社區，例如醫院、郵輪、學校、安養院等地更容易爆發病毒感染；這些地方的食物會一起準備、有公共用餐區，使病毒的傳播更可能發生。讀者可能會驚訝地發現，儘管這種疾病的本質相對溫和，但因為易於傳播，再加上讓人奄奄一息的嘔吐和腹瀉，諾羅病毒被歸類為B級生物戰劑。

據估計，諾羅病毒一年感染全球六億八千五百萬人，多數患者都會迅速完全康復。不幸的是，在少數情況中，病毒可能造成致死的病況，每年約有二十萬人因此喪命。五歲以下的兒童最容易受到感染，尤其是在發展中國家，每年造成多達五萬名兒童死亡。令人擔憂的是，回報的疫情爆發數量，自二〇〇二年以來不斷上升，讓衛生當局警覺——如果他們還不夠警覺的話——必須將諾羅病毒視為一種危險的「新興感染」，而且這種病毒甚至可能還會演化成更具傳染性的病毒株。

致病病毒呈球形，直徑在二十至四十奈米之間，意思就是諾羅病毒的大小，只有大腸桿菌的百分之一到五十分之一之間。病毒不具在細菌或人類細胞上會看到的封閉細胞壁，但在電子顯微鏡強大的放大功能下，我們看到諾羅病毒具有二十面的殼體，包裹並保護病毒以RNA為基礎的基因組。大腸桿菌則跟所有的細菌，甚至所有細胞形式的生命一樣，基因組都是以DNA為基礎。

如果比較細菌和病毒基因組的異同，會發現細菌和病毒在結構、組織等各個層面上，都有天壤之別。大腸桿菌基因組會旋繞成一個單一、極長的DNA環，附著在細菌細胞壁內部的一個點上。這個細菌基因組包含大約四千兩百八十八個蛋白質編碼的基因，以及其他關鍵代謝功能的編碼序列，包括與處理基因表現相關的序列。對細菌而言，這已經足以儲存基因遺傳的記憶，也讓牠能夠執行與體內生理、生物化學相關的眾多體內代謝功能。其中一項關鍵功能，是控制萌芽繁殖模式涉及的過程，以產生子代細菌。

與細菌基因組相比，諾羅病毒的基因組就非常寒酸了。病毒基因組包含調節區，位於精簡、線狀ＲＮＡ鏈的兩端。ＲＮＡ替至少八種蛋白質編碼，兩個替病毒殼體的蛋白質結構編碼，另外六個則與病毒複製有關。細菌和病毒的關鍵差異之一，就是細菌擁有自我繁殖所需的一切，但病毒只能利用細胞宿主的遺傳和生化功能進行複製，產生子代病毒。在諾羅病毒人類病毒株的案例中，病毒瞄準的就是人類細胞的遺傳和生化功能。

諾羅病毒基因組會為一種稱為「蛋白質毒力因子」（protein virulence factor，簡稱ＶＦ１）的單一攻擊性病毒蛋白編碼。這種威脅性粒子會在病毒感染時進駐人體的粒線體，引發患者的先天免疫系統對病毒做出回應。雖然有些病毒能夠與宿主片利共生，甚至有互利共生的交互作用，但在諾羅病毒身上幾乎看不到相關證據，它與人類的共生交互作用似乎完全只是寄生。病毒與細菌不同，沒有專管營養或內部代謝途徑的基因，原因恰是因為病毒與細菌不同：病毒不具內部代謝途徑。其基因組的設計原則，就是要利用人類行為的生理、代謝途徑、遺傳途徑，甚至運動和生活模式，進行自我複製並盡量擴大傳染範圍，愈大愈好。

現在我們知道，病毒不是液體或毒藥，而是有機體，按照各種共生交互作用運作。每種病毒通常都與極為特定的宿主有關，其中一小部分病毒的宿主恰好是人類。它們在大小、基因組組織和生命週期模式上與細菌明顯不同。多數病毒自己體內沒有代謝過程，但這不代表病毒不會利用代謝過程；相反地，病毒會善用宿主的代謝途徑。因此考慮病毒時卻不考慮宿主，是錯誤的。從生物學的角度來看，在宿主體外的病毒是無活性的，但這不代表牠們是無機的化學物質。

在宿主的目標細胞體外，病毒會演化進入有點類似休眠的階段。這個階段非常適合在咳嗽或打噴嚏產生的飛沫中噴出，隨糞便和性分泌物排出，或被會叮咬的蚊蟲、有狂犬病的狗等次級帶原者安然轉移；或者，如果是植物病毒，會藉由風、水或其他各種傳播途徑，找到新宿主。只有在病毒與新宿主建立專性共生夥伴關係時，我們才能看到病毒表現出在生物有機體身上預期會發生的遺傳、生化微妙之處與效率。

諾羅病毒在這種共生演化行為上也不例外。病毒與人類宿主的共生交互作用極為特定，各種與人類相關的病毒基因型，對細胞膜上的特定ABO血型蛋白具有親和力，這些蛋白質「受體」會與病毒殼體上兩種蛋白質之一結合，是感染過程的必備步驟。進入腸道時，病毒偏愛位於上半部的小腸，就是空腸。然而，之後病毒究竟如何穿透腸壁，科學家尚不清楚，但牠似乎會先感染腸壁中的免疫淋巴濾泡，即所謂的培氏斑，還會尋找一種名為H細胞的腸細胞。在穿過腸壁後，腸道的先天免疫防禦系統會辨識出病毒是外來物。對病毒而言，就算被辨識出來也沒有關係，因為這些可能都是牠鎖定的細胞。無論目標細胞是哪一種，可以預期病毒會綁架細胞的遺傳、代謝途徑以自我複製，建立起一代又一代的感染和繁殖循環。

由於現在還沒有合適的組織培養或動物範本可以研究諾羅病毒，我們尚無法探究病毒引發嘔吐和腹瀉的方式，這也是病毒能廣泛擴散全世界的關鍵。諾羅病毒目前還沒有預防性疫苗，但就在我撰寫本書的同時，科學界正在試驗口服疫苗。希望這些試驗早日成功！

第六章 碰巧麻痺

一九二一年夏季，三十九歲的富蘭克林．D．羅斯福從他的遊艇上落水，掉進芬迪灣。芬迪灣是一個美麗的冰凍海灣，是加拿大東部新布倫瑞克省和新斯科舍省之間的門戶。隔天，他覺得下背部疼痛不已；隨著這一天慢慢過去，他覺得自己的腿愈來愈虛弱，直到再也無法支撐他的體重。這是羅斯福的脊髓灰白質炎發作的情形，當時這種疾病被稱為「小兒麻痺」（infantile paralysis），由同樣名為脊髓灰白質炎的病毒引起。一九二一年，醫生對脊髓灰白質炎病毒或任何病毒的了解都有限。然而，他們可能已經知道，病毒並不是當羅斯福在冷水中掙扎時感染他的——脊髓灰白質炎病毒唯一的感染源，是另一個已被感染的人。我們又再度看到一個只能以人類為傳染窩的病毒，而且這種麻痺性疾病淵遠流長。

鑑於埃及法老王墓穴的壁畫中對小兒麻痺影響的描繪準確得驚人，想來當時的醫生已經熟知這種疾病。一九二一年的情況其實和今天一樣，一旦病毒感染受害者，它導致的癱瘓就無藥可醫。幸好，羅斯福擁有非凡的活力和勇氣，讓他能夠克服因疾病而導致的終生癱瘓。他最為人稱道的地方，就是儘管有癱瘓的障礙，仍然成為美國第三十二任總統，也是史上首位連任四屆的美國總統。

病毒不照人類的概念和規則走，因此經常讓我們感到驚奇。驚奇之一，就是那些主要在腸道中複製的病毒（所謂的「腸道病毒」）不會引起腸胃炎的常見症狀。相反地，會引起腸胃炎的病毒，各個不同科的病毒都有，是一群雜七雜八的大雜燴。當然，屬於杯狀病毒科的諾羅病毒屬也在雜燴之列。另一組與腸胃炎相關的病毒是輪狀病毒，是呼腸孤病毒科中的一個屬，會引起兩歲以下嬰兒嘔吐、腹瀉和發燒。其他類似的罪魁禍首包括腺病毒、冠狀病毒、星狀病毒。我們有時喜歡拿腸胃炎的臨床症狀開玩笑，但事實上，腸胃炎不論發生在什麼年齡的患者身上，都會讓人十分不舒服。此外，在低度開發國家，腸胃炎是兒童死亡最常見的原因之一，這種悲慘的情況是差勁的衛生條件加上供水汙染共同導致的。讀者可能已經猜到，這些疾病是透過糞口途徑傳染的。

「腸道病毒」也藉由糞口途徑傳染，病毒亦在腸道內複製。但奇怪的是，牠們不會引起腸胃炎典型的發燒、嘔吐和腹瀉；相反地，牠們引起的病狀模式較難預測、較複雜，影響各種器官和組織，例如大腦和腦膜，或心臟、骨骼肌、皮膚和黏膜、胰臟等等。在這些各形各色，與腸道病毒有關的疾病中，脊髓灰白質炎是我們最熟悉的。脊髓灰白質炎病毒的所有三種「血清型」，雖然殼體蛋白質略有不同，但都屬於微小核糖核酸病毒科中的「腸道病毒」。我們可能還記得這些病毒屬於極小，以RNA為基礎的病毒科，與鼻病毒相同。腸道病毒的主要特徵是不怕酸，因此可以穿過人的胃，在消化道更下面的位置複製。脊髓灰白質炎病毒是第一個被發現的腸道病毒，發現學者恩德斯、韋勒、羅賓斯因此獲得一九五四年的諾貝爾獎。

發現人類是脊髓灰白質炎病毒的唯一宿主，應該不會讓我們太驚訝。這種病毒單一顆粒的直徑僅有十八至三十奈米。在電子顯微鏡下，可以看到牠有我們熟悉的二十面體對稱殼體，包住一個相對簡單的RNA基礎基因組。在小腸中，病毒與咽部淋巴組織特定的受體分子和腸道的「培氏斑」結合，從這裡侵入細胞內部，接管遺傳流程，將細胞轉化為製造子代病毒的工廠。子代病毒會在受感染細胞破裂時釋放，然後再度侵入鄰近細胞並重複這個過程。

這一切聽起來都有點可怕，甚至可能致命。但實際上，絕大多數感染脊髓灰白質炎病毒的人，除了可能會輕微地拉肚子之外，幾乎沒有任何生病的跡象。但患者此時的糞便中已經充滿病毒，會藉由糞口途徑傳染給接觸者。典型的脊髓灰白質炎病毒傳染，就是在人群中造成大流行，因為多數患者都不知道他們已經感染了病毒。只有在極少數人身上，病毒會進入脊髓的前角神經細胞造成感染，導致神經細胞死亡，造成在羅斯福總統身上看到的癱瘓。儘管看起來很古怪，但就病毒傳播或演化途徑而言，感染神經細胞似乎沒有任何意義。這種脊髓灰白質炎最可怕的併發症，似乎確實是巧合。

脊髓灰白質炎病毒感染的潛伏期通常是一到兩週，在少數出現感染症狀的人身上，會出現輕微不適、發燒、喉嚨痛，代表病毒已進入血液。這些症狀通常不需要任何治療就會消退，也不會產生長期後果。脊髓灰白質炎病毒只會在少數感染者身上造成較嚴重的病狀，患者會突然感到頭痛、發燒、嘔吐，有些人可能還會發生腦膜炎典型的頸部僵硬。即便如此，多數有症狀的患者也會逐漸完全康復。但對極少數、非常重要的少數人而言，脊髓灰白質炎會引發癱瘓。

麻痺性脊髓灰白質炎（poliomyelitis）的名稱，取自希臘語「polios」和「muelos」，分別是「灰色」和「骨髓」的意思；脊髓灰白質炎的麻痺，是因為脊髓前角的灰質遭到破壞而引起的。脊髓裡面是神經的細胞本體，控制手臂、腿部、胸部和軀幹其他部分的肌肉。脊髓中的細胞本體如果死亡，受影響的肌肉會出現軟趴趴的癱瘓，通常在發病後的兩、三天內就會很明顯。受癱瘓影響的兒童，他們的肢體生長和發育都會有後天的長期影響。延髓灰質炎是一種類似的感染，會對腦神經的神經體造成損害，導致咽部麻痺，並可能伴隨與呼吸相關的肌肉發生困難。因此，在疫苗出現之前，這種可怕的併發症使一些不幸的患者最終不得不依賴「鐵肺」支持。

我們不知道為什麼這些少數不幸患者，會因為脊髓灰白質炎病毒而發展出嚴重疾病，包括癱瘓。有些證據顯示，病毒進入中樞神經系統的情形，比臨床症狀表現出來的更常見。我們之後也會看到，其他腸道病毒造成的疾病中，也會有這種讓人不樂見，侵入中樞神經系統的模式。也有人認為，或許某些遺傳傾向造成了某些影響，但也很可能只是運氣不好。前文已提及，在古埃及法老王墓穴的壁畫中，就已經可以辨識出這種發生在兒童身上的癱瘓模式，及對四肢生長的影響。若真是如此，那麼一直到十九世紀後期，第一波小兒麻痺大流行席捲氣候較涼爽的工業化歐洲和美國時，歐洲的醫生才知道這種古老、易於識別的疾病，不是太令人費解了嗎！

使用活體馴化病毒的口服疫苗，在疫苗接種上極為成功，使小兒麻痺在已開發國家幾乎已經絕跡。二〇一八年，根據「全球根除小兒麻痺症計畫」，這種疾病現在僅在阿富汗、奈及利亞、巴基斯坦三個國家造成地區性流行。但是，鑑於現代旅行的便利和廣大範圍，除非這種古老、會致殘的疾病，在這些僅剩的潛在傳染區域中完全根除，否則我們不能掉以輕心。

雖然全球的脊髓灰白質炎感染情形現在算是受到控制，但它不是唯一影響人類的腸道病毒。這個病毒科的其他成員在已開發國家仍然很常見，包括在致病過程中表現得令人費解，或臨床上不可預測的病毒。最有名的可能是B型克沙奇病毒，有時會導致一種被醫生稱為流行性肋肌痛的病症。這種症狀也被稱為「博恩霍爾姆病」，以最初發現這種病的丹麥島嶼命名，症狀是因為胸壁的肋間肌發炎而引起的嚴重胸痛。突如其來的劇痛，彷彿心臟病發，讓這種病多了「魔鬼之握」的俗稱。B型克沙奇病毒偶爾會引起大腦發炎，表現出來的是稱為肌痛性腦脊髓炎或「皇家慈善病」的病況，以首度發現這種病況的倫敦教學醫院命名。相同的腸道病毒也可能導致心臟肌肉發炎，稱為心肌炎；如果伴隨心臟周圍瓣膜發炎，則稱為心包炎。兒童和成人身上都可能發生這種綜合症狀，極少數情況中會致命。其他腸道病毒，包括伊科病毒、腸病毒七〇型和七一型，可能引起胸部感染，以及各種形式的肌肉、腦膜和腦部感染。發生這些症狀時，若要追查致病病毒，可能極難做出精確診斷。

病毒及其相關疾病，可能讓人大惑不解。自從我們發現這些潛藏體內的神祕物體後，忍不住就會想知道病毒行為背後的演化目的。面對病毒感染帶來的不愉快，有時甚至危及生命的影響時，我們不禁疑惑，這種行為到底能給病毒帶來什麼好處？以脊髓灰白質炎病毒為例，這種病毒在受感染的極少數人身上引起嚴重病痛，似乎只是偶然。但有些病毒會橫掃全人類，並在大多數患者身上造成可怕的病痛，有時還伴隨著高死亡率。對病毒來說，最重要的就是自身的生存和成功複製，因此這種情況就更令人費解了。殺死病毒的宿主，肯定會威脅到病毒的生存。如果從醫學角度來看，我們忍不住想問：為什麼有些病毒如此致命？

第七章 致命的病毒

《聖經啟示錄》中提到的末日四騎士，在開啟七封印後，騎著紅、白、黑、灰白的馬現身。神學家對這些騎士的象徵意義該如何詮釋各有意見；但四騎士之一通常被解釋為瘟疫，以現代的話來說，就是傳染病。雖然病毒引起的常見小兒感染通常都是自限性的，會自己痊癒，但有些病毒在導致死亡和痛苦的能力上確實讓人望而生畏。在史冊紀錄中，有兩種人類傳染病足以堪稱「世界末日」：一種是被稱為腺鼠疫（bubonic plague）的細菌性流行病，例如中世紀的黑死病；另一種就是與腺鼠疫旗鼓相當的病毒：天花。兩者都從遠古時期就開始折磨人類，歷史紀錄和墳塚都見證了它們留下的冷酷印記。

黑死病命名的由來，是因為造成會潰爛的「炎性淋巴腺腫」（bubo），腹股溝或腋窩的淋巴腺會因膿液而腫起，並噴到受害者的皮膚上。致病的鼠疫桿菌會藉由受感染的鼠蚤叮咬而傳播。儘管大家普遍認為腺鼠疫已經消失，但事實上，在美國、南美、亞洲、非洲的鄉村地區，腺鼠疫仍以較溫和的形式造成地區性的流行。末日病毒天花則是以伴隨疾病發生的皮疹命名；天花會造成皮膚上冒出一顆顆膿疱，癒合後會形成深深的、「一臉麻花」的圓形疤痕。

不過幸好，天花這種傳染病已經根除——能說「已經」真是讓人感到安慰。天花在臨床上稱「variola」，根據致病病毒的不同，會有兩種截然不同的毒力模式。主天花和類天花是兩種痘病毒科中的病毒。痘病毒會感染多種動物，但只有三種會感染人類：兩種天花病毒，以及傳染性軟疣這種相關病毒，會在兒童的皮膚上引起輕微水泡。本書著重討論有許多不尋常特徵的天花病毒。

人類是天花的唯一宿主，因此我們是兩種天花病毒在自然界中專屬的傳染窩。單一的病毒顆粒呈「磚形」，尺寸相對較大，長約三〇二至三五〇奈米，寬約二四四至二七〇奈米。在發現「巨大病毒」而被取代之前，痘病毒是病毒界的巨人。在光學顯微鏡的高倍數放大功能下，痘病毒大到可以當成微小的細胞質內含物。光這個特徵就能提醒我們，這是一種相對複雜的病毒。一如預期，天花基因組比較大，而且以DNA為基礎。以病毒而言，天花病毒不同尋常之處，在於包含了製造自身病毒訊息RNA所需的遺傳資源，能製造病毒蛋白質。天花也有自己的編碼酶和轉錄因子，控制被感染的宿主細胞在細胞質內產生子代病毒。

天花病毒極具傳染力，可藉由傳染性最高的飛沫吸入傳播，還能夠透過皮膚上起泡的皮疹接觸傳染，或受汙染的衣服、床單、器皿或灰塵都能傳染。感染一開始通常都是病毒進入易感染個體的喉嚨、肺部呼吸道，穿透表層內壁細胞，被組織內的巨噬細胞「發現」，這是人類免疫防禦的第一道防線。巨噬細胞內的感染階段是無症狀的，病毒會穩定朝向最終目標邁進。感染後約第三天，巨噬細胞內的「病毒工廠」進一步進入淋巴液和局部淋巴腺，藉此擴散到「網狀內皮系統」的其他關鍵部位，尤其是骨髓、脾和循環血液。這會引發免疫系統大規模反擊病毒，包括細胞毒性T細胞和干擾素。但是，歷史和墳塚已經表明，多數患者體內的反擊都沒有成功。天花一開始的症狀是嚴重的喉嚨痛，同時血液傳播會讓病毒散布至皮膚，導致皮膚起水泡和會留疤的皮疹，好發於臉部和四肢。水泡是病毒直接侵入皮膚的結果，裡面滿滿的都是病毒。

從歷史來看，天花據信是在約一萬年前首度出現在非洲東北部農業聚落的居民身上，然後隨著與古埃及的貿易傳播到印度。一想到這種疾病在這些天真的人群中傳播，就讓人難過不已，無法想像他們到底認為發生在他們身上的是什麼東西。毫無疑問，當時的人有某些處理傳染病的簡單原則；同樣毫無疑問，他們可能會將疾病歸咎於某些神祕的原因。我們在古埃及木乃伊風乾的皮膚上發現了特殊病徵的痘痕，例如西元前一千一百五十六年去世的法老拉美西斯五世。

天花或「小痘」是十六或十七世紀開始使用的臨床術語，好跟直徑達二點五公分或更大的「大痘」加以區別。醫學歷史學者認為大痘應該是三期梅毒的特殊病徵，而梅毒這種細菌性傳染病，可能是從美洲傳入歐洲的。病毒性傳染病天花早在西元五世紀至七世紀之間就進入歐洲，成為揮之不去的感染，導致中世紀期間一再爆發天花大流行。據估計，天花在一七〇〇年代後期，每年造成約四十萬歐洲人喪命，影響廣及社會各個階層，包括五位在位君主；失明病例中則有三分之一要歸咎於天花。十六、十七世紀，天花傳染病也在征服者讓南美洲的阿茲提克人和印加人歸順的過程中，發揮了關鍵作用。在歐亞冒險家與被害土著（後來稱「原始人」）交鋒的歷史中，天花可算是舉足輕重。

今天，我們簡直無法想像身處瘟疫或天花橫掃「原始人」族群的大規模傳染病疫情之中，是多麼恐怖的光景。這些人一定很快就意識到族人間有瘟疫流竄，大家儘管恐慌卻難逃高燒的魔掌；如果是天花的話，還會起劇毒的皮疹，嚴重時導致全身皮膚水泡密布。天花還有極高的致死率，最糟可能高達百分之九十。想必疫情感覺起來就像無情的惡魔闖進了他們的世界，打算消滅各家各戶，甚至整個村莊、城鎮和城市。

但天花這種死刑的致死率並不一致。美洲各地天花的實際致死率難以確知，但我們知道，在受影響最嚴重的族群中，天花的致死率高達百分之六十至九十，在某些影響較小的地區則降至百分之三十至三十五。事實上，這種較低的致死率，與同時期歐亞人口中主天花的整體致死率計算結果相似，表示這種病毒已經在歐亞地區成為地方性流行病。與此同時，即使是在美洲，類天花病毒引起的疾病也溫和得多，致死率約為百分之一。有點諷刺的是，天花雖是史上最致命的傳染病之一，卻也是第一種因為使用疫苗而臣服的瘟疫。不少讀者應該都很熟悉英國醫生愛德華・詹納發現的牛痘疫苗，但疫苗出現的時間比世人意識到病毒的存在早了一個多世紀。

現在被斥為「江湖騙術」的某些療法，在以前不太開明的時代，會被當成可以預防、治療各種可怕疾病的妙方而受到大肆吹捧。例如，在十七世紀的英格蘭，有一位名醫希登罕醫生是這樣治療苦於天花的患者的：房內不准生火、一直開著窗戶、床單不能拉到高於患者腰部、「每二十四小時施以十二瓶淡啤酒」。如果不出意外，啤酒應該會使痛苦的意識變得遲鈍；冬季或許也能抑制因治療而引起體溫過低的不適。但從古時候大家就知道，染上天花後如果僥倖能活命，就可以終生免疫。早在詹納引入他的疫苗之前，非洲、印度和中國先後曾採取一種危險的治療方法，將感染患者成熟膿疱中的物質，抹在解剖刀上，給未免疫的個體接種。

史冊記載，詹納無意中聽到一位擠奶女工說：「我得過牛痘，因此我永遠不會得天花。」牛痘（vaccinia）是一種影響牛隻，較溫和的痘病毒感染，名稱取自拉丁文的「vacca」，意思是牛。一七九六年，詹納進行了一項如今聲名大噪的實驗：他從患了牛痘的擠奶女工身上取出水泡的膿液，給一名八歲的男孩接種；等到男孩產生免疫力後，再給男孩接種天花以檢測免疫力。謝天謝地，事後證實男孩當時已經免疫。儘管詹納當時的競爭對手認為他的發現微不足道，但牛痘接種很快就被用作預防天花的措施。我們今天仍然用詹納替它取的名字「疫苗接種」（vaccination）稱呼它。

在我小時候，法律規定人人皆須接種天花疫苗。疫苗的疤現在還留在左上臂的皮膚上，是一個直徑約一點三公分、不規則的橢圓形麻點。如今，兒童不再接種天花疫苗，因為一項為期十年的國際天花疫苗接種計畫，已經將這種疾病從全球人口中根除。計畫主持人是美國醫生唐納德．安斯利．亨德森，在世界衛生組織的指導下推行計畫。一九七九年，天花疫苗接種計畫正式簽核，確認天花已經根除。

根除天花是一項非凡的成就，這是無庸置疑的。但諷刺的是，這項成功卻使現代人口特別容易受到惡意攻擊的影響，尤其是藉由生物工程改造過，刻意盡可能增加其致死率的天花病毒。未曾接種過疫苗的新世代，對這種四處流竄的致命病毒株缺乏內建的防禦系統。因此，天花病毒現在被列在A級生物戰劑清單上。天花根除後，國際條約同意只有兩個安全等級最高的實驗室可以保存天花病毒樣本：一個是美國亞特蘭大CDC，另一個是俄羅斯莫斯科的類似機構。原本的計畫是允許研究持續進行，目標是反制任何要將病毒用於生物戰爭的企圖，無論是藉由恐怖主義還是國家間正式的敵對行動，都要加以遏止。如果最壞的情況發生，我們必須指望這些為數不多的生物安全實驗室中進行的官方核准研究，能夠用現代的疫苗拯救我們。這些疫苗運送至全球的效率，必須勝過以往任何疫苗接種計畫。

那麼，為什麼感染某些病毒會如此致命？

人類萬幸擁有知識、教育、道德、自我意識的恩賜，使我們能夠事先構思，因此大致上得以控制人類生存的許多面向。病毒缺乏這種自知、道德或預期，完全由生存和繁殖這些熟悉的目標驅動。但是低估它們是錯的，病毒在達成這些目標方面非常有效率。當然，危險的病毒之所以致命，一定與病毒為了克服人類對病毒感染的免疫防禦而進化的任何機制，有某種程度的關係。兩個關鍵生物防禦中心之一，喬治亞州亞特蘭大的CDC對天花病毒的研究，不出意料地，提供了主天花這種天花病毒如何讓人類免疫系統難以招架的重要線索。

當天花進入人體組織時，「先天免疫反應」是我們抵禦外來入侵者的第一道防線。作為先天免疫反應的一環，受感染的細胞會產生第一型干擾素因應病毒的出現；干擾素使其他的免疫防禦機制也加入，通常會使病毒失去活性、摧毀病毒。CDC的科學家發現，在受感染的人類細胞內，入侵的病毒會產生一種蛋白質，稱為第一型干擾素結合蛋白，會使人體的第一型干擾素失效。正如諾羅病毒會在感染時產生的毒力因子一樣，這個例子也顯示出病毒惡意的策略。意即天花病毒的基因組中夾帶強大毒力因子的編碼，因此主天花的感染才會如此嚴重。發現干擾素結合蛋白，可能在未來幫助當局改善新疫苗和抗病毒療法的設計，也可以用於像是猴痘病毒等相關的病毒，猴痘也會在人體身上造成毒性感染。

臨床術語中，「毒力」是衡量任一特定宿主體內任何病毒或其他傳染病嚴重程度的指標。以病毒的情況而言，這就是病毒感染力與宿主抵抗力、易感性之間交互作用的結果；以前的醫生會稱之為土壤（即我們）與種子（即微生物）之間的戰鬥。我們現在了解，這些毒力因子的產生是讓天花能置人於死地的重要原因。我們固然能從天花和諾羅病毒身上推斷毒力因子可能在許多不同的病毒感染時都很常見，但光假設是不行的。在做出任何廣泛的假設之前，必須詳細檢視每種特定病毒、病毒與人類宿主的關係，因為我們對病毒相關的了解之一，就是每種病毒與宿主交互作用的方式都不同。

臨床上的毒力，如果用最鮮明的字眼來描述，就是因感染特定病毒而死亡的可能性，它是用來衡量疫苗效力的參數。許多疫苗，例如MMR三合一疫苗藉由「馴化」病毒的毒力達到可以大規模施打在「原始人」身上的程度，且不會引起臨床症狀或感染跡象。同時，疫苗會引發人體產生對同一種病毒較強病毒株的抵抗力，因此有接種疫苗的人，在一生中發生嚴重疾病或甚至死亡的可能性，都會比沒有接種疫苗的人低。

毒力因子顯然在病毒感染中有重要作用，但要說明多采多姿的生物多樣性中複雜的病毒、宿主交互作用，毒力因子不是唯一的解釋。要更全面理解這點，我們還必須考慮同樣的病毒與宿主交互作用，在自然界弱肉強食的環境中所面對的演化條件。

第八章 全美國的瘟疫

我們得提醒自己，病毒沒有知覺，不會謀定而後動，缺乏道德——牠們是無關乎道德的典型範例。牠們不具感覺、聽覺或視覺，並且只有在宿主細胞受體接觸到牠們的殼體表層時，牠們才會表現出最基本的辨識能力，最原始的、類似於觸覺或味覺的知覺。驅動牠們的也是原始的力量：藉由發現某些方法穿過呼吸道、消化道或生殖器入口，或是藉由外在媒介，例如會叮咬的昆蟲，穿透動物堅韌的保護外皮、植物的表皮或人類的皮膚，以在進入宿主環境的戰役中生存下來。一旦進入宿主體內的環境，病毒就必須在宿主多層免疫防禦系統的攻擊中存活下來，同時尋找目標細胞或允許自己被目標細胞發現。一旦發現後，目標細胞（有時候有許多種）就成為病毒的自然生態環境。

在目標細胞的細胞質或細胞核內，剛剛才進來的病毒顆粒變得極具生物活性，丟棄保護性殼體並暴露自己的基因組，以牠典型的掠食性基因、基因序列和蛋白質，與宿主的遺傳路徑及相關生理、生化路徑，展開激烈的交互作用。這恰是我們提醒自己的好時機：正因為病毒有能力與宿主生物最親密的核心進行交互作用，才使病毒如此強大，既是強大的疾病媒介，也是強大的共生遺傳演化媒介。在繁殖生命週期中，病毒接管宿主的遺傳機制與相關化學機制好自我複製，釋放出成群的子代病毒，以繼續入侵和複製的循環。這是病毒唯一的目的，具體而微地在原始的層面上完全反映地球上所有生物的目的：竭盡所能地奮鬥求生，並在冷酷無情的大自然舞台上自我繁衍。這是我一九九四年造訪美國西南部一處危險的新興感染區時，對病毒的看法。

一年前，一種前所未見的病毒出現在合稱為四角落州的新墨西哥、亞利桑那、猶他和科羅拉多，在當地造成大批民眾恐慌。指標病例出現在納瓦霍保留區，但大家很快發現這種新出現的病毒與納瓦霍人沒什麼關係，反而是與居住在鄉村地區的社群有關。疫情爆發後六週內，亞特蘭大CDC的分子遺傳學家診斷發現，致病病毒是一種漢他病毒。事實上，一旦將病毒分離出來後加以培養，就可以看出這是一種新的漢他病毒，因此被取名為「無名病毒」（*Sin Nombre*），沒有名字的病毒。漢他病毒是一種布尼亞病毒，這種以RNA為基礎的病毒中有一些非常險惡的人類病原體，包括加州腦炎病毒、裂谷熱病毒、歐羅帕什病毒、腎症候性出血熱病毒和克里米亞－剛果出血熱病毒。

我造訪四角落州，為我的書《病毒X》做研究。我要在書中著手檢視新興病毒的環境和演化行為，因此正在尋找答案以解答某些棘手的問題：「新興病毒從哪裡而來？牠們到底有多危險？為什麼牠們會表現出如此致命的侵略性？我們能做什麼保護自己不受牠們傷害？」

當地的漢他無名病毒疫情仍在延燒，事實證明這種病毒當真勢不可擋。當地阿爾伯克基教學醫院的重症治療與呼吸內科顧問人很好，願意接受我的採訪，還讓我在重症加護病房、康復病房、後續追蹤門診和感染患者談話。這次經驗讓我大開眼界，我仍然對這些同儕、患者和家屬心懷感謝。有一位患者，姑且稱她為瑪麗安吧，和她的母親瓊恩，讓我記憶猶新。我初見瑪麗安時，她二十一歲，身形苗條，一頭金髮走男孩風，剪得短短的，身上穿著褪色牛仔褲和配成套的牛仔夾克，裡面是藍色的T恤。最近與死亡擦身而過的經驗，仍然倒映在她的眼睛裡，反映在她動作的生硬緊張上。問她一個問題，她會猶豫一小會兒才回答，但接下去她的語速就很快了，用一種令人高興、新墨西哥州典型的西部口音吐出幾個字：無名病毒。

她有點害羞地說：「這次我算是學到了很多，所以我希望我的故事能幫助其他人。」

著名的六十六號公路貫穿了四角落州，瓊恩和瑪麗安就住在公路旁的一個小鎮上。兩個月前，也就是五月二十三日，瑪麗安開始發燒。瓊恩是有執照的護理師，她認為這只不過是輕微的感冒而已，給瑪麗安服用了普拿疼和阿斯匹靈。當天稍晚，瑪麗安感到噁心，在沙發上休息，之後兩天都是這種情形。接著發燒惡化，瑪麗安的肌肉開始嚴重疼痛。「我的肩膀、大腿、小腿和背部都有這種非常真實的鈍痛，只要我一動就痛。」隔天，瓊恩前往將近一百公里外的安養院工作。當她打電話回家詢問瑪麗安的情形時，電話中的聲音讓她心中警鈴大作。由於呼吸困難，瑪麗安幾乎無法說話。她的喉嚨裡嘶嘶作響，體溫飆升到攝氏三十九度。察覺不妙的瓊恩打電話給瑪麗安的外婆，讓外婆帶她去當地醫院。

瓊恩沿著四十號州際公路趕回家時，心中有一種揮之不去的恐懼。「天哪，希望瑪麗安沒有感染漢他病毒！」

當瓊恩抵達醫院時，瑪麗安的樣子讓她震驚無比——她的女兒簡直氣若游絲。瑪麗安的嘴唇是紫色的，指甲甲床是藍色的，嘴巴周圍出現一圈青紫的顏色，皮膚變成和石板一樣的灰色。因為瑪麗安一直在上吐下瀉，瓊恩不斷地協助她去洗手間。瓊恩告訴醫院人員，她擔心瑪麗安感染了漢他病毒，但醫院人員不相信她。這裡要替醫院人員說一句公道話：他們懷疑瓊恩的說法其實也在情理之內，雖然漢他病毒引起當地恐慌，但在多數當地醫院中，很少診斷出漢他病毒。醫院人員反而確信瑪麗安得的只是普通、一般性的腸胃炎，所以他們照治療腸胃炎的方式治療她，替她做靜脈輸液，改善脫水的情形。

但瓊恩看得出來，打點滴並未改善女兒的情況；她確定瑪麗安正在她眼前慢慢死亡。瓊恩感到愈來愈絕望。這位護理師和母親，發現自己必須拚死一戰，以挽救女兒的性命。她變得歇斯底里，對工作人員大喊大叫，然後打電話給她的家庭醫生。家庭醫生只看了瑪麗安一眼，就打電話叫來空中救護直升機，將瑪麗安載到阿爾伯克基的大學醫院。瑪麗安在一百一十二公里的旅程中反覆地昏迷。我與瑪麗安抵達醫院後最先照顧瑪麗安的護理師談話時，她說瑪麗安當時在喊：「我快淹死了，我快淹死了！」漢他無名病毒會引起心臟和肺部功能衰竭的綜合症狀，稱為「心肺系統症狀」，會導致肺部充滿液體，因此被感染的患者真的會被自己的肺部分泌物淹死。瑪麗安所描述的正是她肺部裡面發生的情形。

但現在，讓瑪麗安努力活下去的工作，由一支加護病房的專門醫護團隊接手，他們一年來都持續在與漢他無名病毒進行同樣的殊死搏鬥。瑪麗安的胸部X光片顯示她的肺部完全變白。她的呼吸現在由呼吸器接管，心律軌跡顯示出電流不規則。在到院當天與接下來的幾天裡，瑪麗安都有嚴重的心律不整。醫生曾提到要幫她裝葉克膜，類似開心手術中所用的人工心肺體外循環機。瓊恩簽署了必要的文件，準備真的有需要時可以直接執行。時間一小時一小時地過去，希望似乎仍然非常渺茫。瑪麗安有好幾個器官開始衰竭，腹部主要的消化腺體胰臟發展出發炎的症狀，光這樣就可能危及性命。她的肝臟也開始衰竭，骨髓出現抑制情形，導致貧血；血壓瘋狂擺盪，有時飆到危險的高血壓，有時下降到極低的程度。每一種併發症都需要更多的緊急處置。

連續四天，瓊恩寸步不離地守在女兒床邊，連睡覺都不走。「我會站著看那些機器的螢幕。我的知識足以看懂顯示出來的意思，但卻不足以做任何事情加以因應。我完全束手無策。我還記得看到心電圖上有心室性早期收縮（縮寫為ＰＶＣ），就那樣噗、噗、噗、噗，一下又一下。我心想，這就是盡頭了……我們這次死定了，因為整條線都是ＰＶＣ。」

在經歷了最初四天的磨難之後，多虧加護病房盡忠職守的醫生和護理師堅持不懈的決心，瑪麗安首度表現出好轉的跡象：大量液體開始從體內排出。她的母親一直到這個時刻才願意回家休息。瑪麗安又持續使用了兩個半星期的呼吸器。鎮靜劑讓她意識不清，因此她被綁在床上，唯一能看的方向就是上方。瑪麗安的兒子當時十一個月大，瓊恩把他的照片釘在瑪麗安頭頂的天花板上，這樣瑪麗安醒來時第一個看到的就是這張照片。某天凌晨一點半，她將手從束帶中掙脫出來，在加護病房替自己拔管。又過了幾天，這位出奇勇敢、身體底子極佳的年輕女子終於戰勝了疾病，和她同樣勇敢、善於應變的母親一起回家。

除了四角落州地區，漢他無名病毒還傳播到許多其他州，然後才逐漸自行消失。科學家發現病毒的來源是美國最常見的野生鼠類鹿鼠，或稱鹿白足鼠，但病毒在鹿鼠身上不會引起明顯的疾病。病毒學家說鹿鼠是病毒的天然宿主，也逐漸發現如果人類不小心接觸到鹿鼠的尿液、唾液或糞便，就會和瑪麗安一樣遭到感染。這不代表像瓊恩這樣的家庭生活習慣不嚴謹或不衛生，只是他們生活在更可能接觸到野生老鼠的鄉村環境中。

如果是這樣的話，為什麼一九九三年會爆發疫情呢？

當地的生物學家兼齧齒類動物專家鮑伯．帕蒙特多年來一直在對當地的棲地進行生態研究，和鹿鼠打交道。在接受當地媒體採訪時，帕蒙特宣稱：「這麼可愛的小動物會惹來這麼多麻煩，真是難以置信。」鹿鼠有黃褐色的皮毛、突出的大耳朵、具光澤的黑眼睛，黑色的鬍鬚從好奇的圓形鼻吻上伸出來。與其說牠是人類的威脅，牠看起來反倒更像是波特小姐的童話故事中友善的小動物角色。但像帕蒙特這樣的動物學家知道，鹿鼠異常頑強、生命力旺盛。一九八〇年五月十八日聖海倫火山爆發，毀滅周圍地區的生態，當他在研究這個區域的生態環境如何恢復時，親眼目睹了鹿鼠強韌生命力的驚人例子。當時鹿鼠是第一種重新占領周圍景觀的動物，這個發現讓他感到興味盎然。鹿鼠是堅韌、頑強不屈的生物，能克服任何匱乏，有什麼就吃什麼。牠們從不冬眠，每年最多可以生到五胎；在哺育這一胎時，就可以受孕準備生下一胎。

帕蒙特很清楚，鹿鼠可以輕易找到方法鑽進周遭環境中每一個角落和縫隙，包括人類的家，甚至進入車輛的通風系統中。當疫情在人群中爆發前的幾個月裡，他注意到鼠群數量大幅增加，在某些地區增幅達三十倍。有些地理區域既是鼠群爆炸成長的中心，也是致命病毒爆發的中心，這似乎不僅是偶然而已，兩者必定有因果關係。為什麼老鼠的數量會出現這種大幅成長呢？

也許是因為聖嬰現象對氣候的影響，新墨西哥州在經歷了七年的乾旱之後，有兩年冬天十分溫和，降雨、降雪都比較多。帕蒙特的數據顯示，這種溫和的天氣孕育了大量的松子和昆蟲，例如老鼠最喜歡吃的蚱蜢。食物來源的增加導致老鼠族群繁衍興旺。光是人類和老鼠共享同一生態環境這件事，很可能就足以引發傳染病。

截至二〇一七年一月，美國有三十六個州爆發一系列規模相對較小的疫情（主要在密西西比河以西），共有七百二十八例漢他病毒個案。醫學術語將這種類型的爆發稱為「地方性流行」，而不是「大流行」。萬幸的是，漢他無名病毒沒有跨越物種，讓人類成為新宿主。科學家一直在自問這個非常重要的問題：為什麼沒有？

原因可能有好幾個。齧齒類動物生活在不衛生的地溝中，幼崽不可避免地會沾到分泌物、排泄物，而現代人類則很講究衛生，家裡用吸塵器吸得乾乾淨淨、廁所裡的廢棄物都會丟掉、洗手是常識。但儘管現代人類有這些衛生習慣，其他病毒仍然輕易在人群中傳播，變成大流行。也許我們必須更深入地了解當人類感染漢他病毒時的情形，例如前述的瑪麗安。

我們知道漢他病毒的潛伏期很長。漢他病毒肺症候群的早期症狀看起來像流感一樣，包括肌肉痠痛、發燒和疲勞。但與發展非常迅速的流感不同的是，漢他病毒的症狀會在首次感染病毒後兩到三週才出現。我們還知道病毒會在肺、脾、膽囊中大量繁殖。對肺部的影響會在症狀發生後大約四到十天出現，包括我們在瑪麗安身上看到的呼吸困難。之後，「漢他病毒肺症候群」主要影響肺部，水腫液體會大量湧出，使患者被自己的分泌物淹死，代表這種病毒可能會藉由咳嗽在人與人之間傳播。如果情況確實如此，就會有飛沫吸入傳染的恐怖潛力；如同我們在流感傳播時看到的，飛沫傳染是最致命的傳播方式。病毒設法到達靠近人體肺泡中進行血氧合作用的微血管。病毒手下留情，未能穿過只有幾個細胞厚的膜。那一年全世界幸運地逃過一劫。

另一個要自問的重要問題是：我們運氣怎麼這麼好？

最先想到，同時也最明顯的答案是：病毒還沒有演化到可以在人與人之間感染並傳播，它是一種齧齒類動物病毒。謝天謝地，我們不是天然傳染窩。人類戲劇化的感染、生病和死亡，是由於病毒意外轉移到新的外來宿主身上，就是以前沒有接觸過這種病毒的人。

我在與生物學家、醫生和其他科學家一起因應美國漢他病毒傳染病期間，學到一些關於病毒非常重要的新知識——甚至，事後看來，這次的經驗就像一次啟示，改變了我後來的職業生涯。當時我對病毒的看法與多數醫生的典型看法相同：這些遺傳寄生蟲除了導致疾病外一無是處。但一九九四年，我採訪了另一位參與漢他病毒研究的資深生物學家，新墨西哥州大學的動物學教授泰瑞・耶茨。他向我解釋，每種齧齒類動物都有一種漢他病毒與之共同演化——這真是出乎我意料之外。

我想著，「共同演化」到底是什麼意思？

耶茨用一個假設的例子來解釋。我們都知道鴨嘴獸是一種有袋、卵生的動物，但先假裝牠是一種齧齒類動物。眼前的問題是，不知道要把牠放在齧齒類動物的演化樹上哪個位置才合適。

我往後靠在椅背上，更迷惑了。

耶茨解釋，如果給他鴨嘴獸身上以RNA為基礎的漢他病毒基因組，他可以分毫不差地將這種病毒放到漢他病毒譜系樹的位置上。接著，如果他將漢他病毒和齧齒類動物的譜系樹疊合，他就可以辨識出鴨嘴獸在齧齒類動物演化樹上的確切位置。

「這兩棵樹完全一樣？」

「是的。」

「怎麼會這樣？」

「牠們與彼此共同演化。」

這似乎意味著漢他病毒演化史和齧齒類動物演化史之間，有不同尋常的親密關係。我整理了一下思緒。原定在阿爾伯克基生物博物館耶茨教授的辦公室花一小時採訪他的行程，現在拉長成了好幾天。耶茨教授非常好心地把我安頓在他家裡，把我介紹給他的家人和同事。我陪他去了一個叫做塞維利亞的自然保護區，耶茨教授、鮑伯．帕蒙特和好幾代早期的動物學家，已經在這裡研究鹿鼠超過一世紀，累積了大量標本，牠們小小的身體陳列在巨大的托盤中，放在大學博物館裡。生物學家現在可以用這些小小的身體研究相伴而生的病毒。

在與泰瑞．耶茨和他同事這幾天的多次談話中，我對於病毒與其夥伴齧齒類動物之間非凡的共同演化關係，學到了更多相關知識，讓我想要問一個現在我認為非常關鍵的問題：「漢他病毒和齧齒類動物兩者，是不是都在影響彼此的演化？若是如此，這肯定意味著牠們之間是共生的關係，對吧？」

他看著我，聳了聳肩。

我們知道病毒不會思考，病毒的行為受到演化力量的控制。現在，在我看來，泰瑞．耶茨所謂的病毒和宿主共同演化，必定意味著漢他病毒與宿主齧齒類動物之間存在著某種共生遺傳的模式。回到家後，我翻遍文獻，想研究病毒共生的資料——結果所獲甚少。我在當時找得到的資料中，完全沒有看到戴列爾的名字。然而我發現，昆蟲學家在提到寄生蜂及其病毒（稱為多去氧核糖核酸病毒）時，確實會用「共生」一詞描述。幾年後，我會發現有一兩位同儕在提到導致愛滋病的反轉錄病毒時，也提到共生的概念。但在我看來，病毒共生的概念還未經歷科學概念發展的必經之路：正式定義，並以系統性的方式檢視。

共生雖然在討論病毒時很少被提及，但在一般生物學中是個相當為人熟知的概念。我發現一位在阿默斯特的美國科學家琳．馬古里斯教授，專門研究共生如何推動演化。我還看到傑出的諾貝爾獎得主賈舒瓦．雷德伯格的名字，他是現任紐約洛克菲勒大學的校長，在提及細菌及噬菌體病毒時，用了這個字眼。我致函給雷德伯格，他欣然同意我的採訪邀約。在那次採訪中，他證實在細菌與噬菌體病毒之間複雜的關係中，確實有病毒共生的例子存在。但是當我問他是否看過任何與動植物有關的病毒共生例子時，他回答說：「我沒聽說過任何例子，但尋找這種例子一定會很有趣。」他也建議我去找琳．馬古里斯，他以前在遺傳學課堂上的學生。

我在這兩件事情上都接受了他的建議。我開始在科學文獻中尋找病毒共生的例子。我還去找了琳．馬古里斯，她慷慨地同意接受採訪，讓我更了解她的生活和與共生相關的研究，最後我們變成朋友。我讀了她的許多書，發現如果要理解共生這個概念本身，和研究共生如何推動演化的原始性共生，馬古里斯很能啟發思考。但馬古里斯對病毒所知不多。我對新興病毒的初步研究結果，以及我對病毒共生的演化角色所做的嘗試性探索，都寫在一九九七年出版的《病毒X》一書中。我發展出新的共生概念，認為病毒的演化策略之一，就是病毒的侵略性，有時甚至是極其致命的侵略性，是與宿主共生交互作用不可或缺的一部分。

在這個階段，我突然想到，既然病毒涉入宿主的遺傳樣貌，如果病毒要以有益於宿主的方式改變宿主的遺傳樣貌，宿主身上的演化壓力，就必須確保這項益處會在宿主的演化發展中受到天擇的青睞。為了進一步將共生和原始性共生的概念擴大套用到病毒身上，我後來聯繫上另一位傑出的同儕路易斯．比雅瑞爾教授，他是全球公認的演化病毒學專家。我在電話上極為詳盡地採訪路易斯；我們發現，雖然我們從不同的角度切入這個主題——我從共生的觀點，路易斯則是經典的達爾文觀點——但我們得到非常相似的結論。正如琳．馬古里斯是我在「共生作為演化力量」觀點上的導師，路易斯．比雅瑞爾也成為我的導師，開啟我的思路，認識到病毒在生命演化的重要角色。他會接受我的概念，認為病毒是共生體，關鍵在於我認識到病毒具有「侵略性共生」的潛力。

現在我開始了解，漢他無名病毒與人類之間這種侵略性的交互作用模式，與其他「新興」病毒，例如HIV、SARS、伊波拉、禽流感，具有共通之處。所有這些上述例子中，相關病毒都對人類表現出具高度侵略性的行為，但在牠們長久以來的人畜共通宿主身上，侵略性卻低得驚人。從醫學角度看來毫無道理的事情，換從非人類為出發點的演化角度來看，卻完全合情合理。我對病毒的觀點因此改變。這沒有改變我們身為醫生必須面對的現實：必須在患者因為病毒而生病時，設法阻止病毒的活動；但這種觀點強調，我們必須對病毒可能在自然界中發揮的作用有更廣泛的認識。

第九章 潛伏病毒

引起「脣皰疹」的病毒，醫學名稱是「單純皰疹」（herpes simplex）。在希臘文中，**herpeton** 指的是爬蟲類動物，例如蛇或蜥蜴，以爬行或蠕動作為運動方式。皰疹引發的水泡如爬行般在嘴巴和生殖器周圍蔓延，又與性慾有關，對希波克拉底時代的希臘人來說是顯而易見的，因此古時候的醫生會將皰疹的狀況比擬為爬蟲類動物的動作。莎士比亞也熟知這種病會造成生殖器疼痛，而且會透過火熱的性交傳染，就像在《羅密歐與茱麗葉》中，他描述了專門接生仙女的麥布女王施加的懲罰：「美女的脣直接親吻夢境，但在這脣上經常有憤怒的麥布女王帶來滿是水泡的瘟疫……」

皰疹病毒是一個相對較大的病毒科，分為三個廣泛的亞科，總共包括一百三十多種不同的病毒，感染哺乳動物、鳥類、魚類、爬蟲類、兩棲類和軟體動物。皰疹病毒的基因組，與大腸桿菌甚至智人一樣，是由雙鏈DNA組成。但是病毒的基因組比細菌的小得多，與人類的基因組相較又更小了。包裹在外膜中的疱疹病毒，直徑一般約為一百二十至兩百奈米，比微小核糖核酸病毒大得多。這個尺寸頗為可觀的病毒基因組，由一百六十二個管狀殼粒組成的二十面殼體保護，整個殼體還包裹在由宿主脂質和病毒蛋白組成的袋狀包膜中。即便如此，病毒的體積仍然比細菌小得多，且缺乏細菌的細胞特性。

這種差異可以簡單地理解為人類細胞比細菌細胞大得多，而細菌細胞比多數病毒大得多。但如果更仔細地觀察這三種類型有機體的基因組時，會有奇妙的發現。細菌的基因組是連續性的環狀，而人類的基因組則是由四十六個獨立的線狀DNA片段組成，稱為染色體。每條染色體實際上都是一個單獨、長得出奇的分子。在《人類基因組的神祕世界》一書中，我把染色體比喻為四十六條獨立的鐵軌，鐵軌上有假想的蒸汽火車從起點飛馳到終點，行經有趣的路線和停靠站。

有鑑於此，疱疹病毒基因組長得不像細菌基因組，反而更像人類的染色體，是多麼奇特的事情。疱疹病毒基因組也是由一條線狀的雙鏈DNA組成，像線軸上緊緊纏著一條釣魚線般裝在殼體中。沿著這股線分布的病毒基因，要替多達一百種蛋白質編碼，其中許多是酶，包括病毒DNA聚合酶，是病毒在宿主細胞核內自我複製時必不可少的成分。醫生會利用病毒自身的另一種酶（胸苷激酶）治療帶狀疱疹，以這種酶刺激某些抗病毒藥物發生作用。

會害人類生病的疱疹病毒大約有九種，最為人熟知的就是單純疱疹病毒（herpes simplex virus），簡稱為HSV，會導致不規則的唇疱疹，或其他更私密的地方起皮疹。我們再次發現，人類是這些病毒的傳染窩，天然的宿主，兩者維持著具侵略性的共生關係。唇疱疹是由HSV-1 和 HSV-2 這兩種關係密切的病毒引起的，兩者都可以引起全身性症狀。一般而言，HSV-1 好發於上半身，而 HSV-2 好發於生殖器，但這種傾向不是每次皆然。很不幸地，這兩種病毒間幾乎沒有免疫的交叉保護，因此得過其中一種病毒無法保證未來不會被另一種病毒感染。

如果得了單純疱疹，會發生什麼情形？

病毒感染人體後，首先發生的就是在口腔或生殖器區域長出有刺痛感的水泡，這是病毒將自己的表層包膜與皮膚的表皮細胞膜或黏膜接觸、結合，讓病毒能夠進入細胞內部，或稱細胞質，然後在細胞質中脫去表層包膜，靠近細胞核。在人類基因組的環境中，許多疱疹病毒基因會發生作用，最明顯的是病毒DNA聚合酶，會複製病毒基因組。同時，其他的病毒基因會被轉錄為各種「信使RNA」，產生病毒的結構蛋白，例如殼體中的結構蛋白。因此，最終結果就是很典型的病毒作風：細胞核以及與細胞核緊密連接的遺傳和生化路徑，都被改造成子代病毒的工廠。受感染的細胞終將死亡、破裂，釋放出成群的子代病毒，繼續重複感染其他宿主細胞的循環。

個體首次感染 HSV-1 或 HSV-2 的情形稱為「原發性感染」，通常是嬰兒或幼兒因為密切接觸較年長、先前感染過的人而發生，例如親吻很容易導致感染。這種原發性感染通常只會產生非常輕微，甚至無明顯的症狀或體徵。在極少數情況下，原發性感染會導致令人不舒服的發燒，伴隨嘴唇、牙齦內側、口腔內膜出現疼痛的水泡；水泡會破裂形成淺淺的潰瘍。這種水泡通常長在口腔的前部，與另一種克沙奇病毒造成的囊泡不同；克沙奇病毒囊泡長的位置通常更後面，在硬顎與喉嚨內壁上。

如果檢視水泡內的液體，會發現細胞正在膨脹，並慢慢從細胞膜脫離；其他細胞正逐漸破裂或融合在一起，形成多核的巨型細胞。身體現在已經在用自己的防禦軍火庫反擊，包括快速形成的抗體，也就是免疫球蛋白 IgM，然後還有更強大、更持久的免疫球蛋白 IgG，外加移動自如的細胞免疫防禦大軍助陣。隨著這場微型戰爭延燒，水泡液體變成膿皰；隨著防禦取得勝利、消滅病毒，水泡也會乾掉、結痂。幸好，像天花那樣的疤痕不太常見，但偶爾會出現在頻繁復發的患者身上。

在多數原發性疱疹病毒感染的個案身上，發燒和皮疹都是自限性的，會自己痊癒，身體的免疫系統可逐漸控制病情，並在發病後約兩週內痊癒。

唉，目前還沒有免疫疫苗可以對付 HSV-1 和 HSV-2。但是抗病毒藥物，例如阿昔洛韋，可以幫助治療原發性病例和繼發性復發。嚴重的個案可以從靜脈注射藥物，但更常見的給藥方式是口服藥，或是凝膠、乳膏形式的外用藥。儘管有這些治療方式，但病毒通常不會消失，而是潛伏在體內，可能長達終生。這就是為什麼甚至好幾年後，水泡都可能再次爆發，通常出現在嘴巴周圍，且會有發癢等前兆。復發時，充滿病毒的水泡會在幾天內結痂並癒合。幸好，過一段時間後復發的頻率會慢慢降低，最後可能完全不再出現。

生殖器疱疹會影響女性的陰唇、陰門和會陰皮膚，或男性的陰莖，透過性交傳播，正如莎士比亞筆下的麥布女王惡意地知道這個事實一樣。皮疹還可能擴散到大腿上端的內側，有時甚至是女性的子宮頸，還可能影響男同性戀者肛門周圍的皮膚。大腿頂端區域的淋巴腺可能會腫脹，一碰就痛，出皮疹的同時還可能發燒，甚至出現病毒性腦膜炎，男同性戀身上尤其常見。

儘管我們如今更了解傳播媒介和使用保險套可以達到的預防效果，但透過性交傳播的感染有增無減，輕易就造成不容忽視的焦慮、社會動盪、情緒低落。在現代，患者很容易在社交媒體找到情緒的宣洩出口，可以搜尋有用的特定建議、找到支持團體，並發現其他人也有相同的經驗而感到安慰。

與口腔疱疹一樣，即使感染症狀消失，生殖器疱疹病毒仍然劣性不改，在體內徘徊不去，因此儘管再次感染時的症狀、病況通常較輕微，但原發性感染之後通常可能出現反覆感染。大家或許想問，為什麼病毒會一次又一次地造成困擾？我們的免疫系統不是應該在牠們第一次感染時就學會識別、對付牠們了嗎？

要了解原因，我們必須更仔細地檢視病毒和人類宿主之間在原發性接觸時到底發生了什麼事。儘管有症狀的感染似乎只發生在口腔或生殖器上皮等局部區域，但實際上病毒會同時侵入局部淋巴腺，並且進入血液，像許多病毒一樣。而當病毒在血液中（或稱「病毒血症」）傳播時，儘管罕見，卻正是HSV會造成腦膜炎，或是更罕見地造成名為「腦炎」的大腦發炎的原因。免疫功能不全的人更有可能發生這種嚴重的併發症，若真的發生，通常必須住進加護病房治療。

但這並未解答為什麼在首次確實康復後又會發病！

在更深層、通常無聲無息傳播的階段，病毒會設法進入局部感覺神經，利用神經作為途徑，觸及局部「神經根神經節」這個部位就像是神經分布中心。ＨＳＶ悄悄地潛伏在這裡，怎麼潛伏的尚不清楚。牠一躲就是好多年，直到某些未知的刺激，也許是度假時不太聰明地晒傷造成局部皮膚發炎，或甚至身體、精神上的驚嚇——任何可能暫時削弱我們局部免疫防禦能力的事情，不知道為什麼，都會刺激病毒重新活躍，牠們又會沿著相同的區域神經侵入皮膚，讓我們的嘴巴和私處再次開始有蜿蜒猙獰的水泡叢生。

★

哪種「痘狀」的感染不是真的由「痘」病毒引起的？答案就是大家熟知，被稱為水痘的小兒感染。其實這個名稱會引起雙重誤解，因為這種疾病既不是由痘病毒引起，與水也沒有任何關係。不管這種疾病的名稱會引起什麼誤解，水痘的皮疹（這種皮疹以前可能被錯認為是比較輕微的天花感染也是可理解的）是由另一種疱疹病毒所引起，叫做水痘帶狀疱疹病毒（varicella-zoster virus），或簡寫為ＶＺＶ。

與本章中所有的病毒一樣，水痘帶狀疱疹病毒是人類獨有的。Varicella 取自拉丁文，意思是類似天花的痘痘，當然，這裡指的就是水痘皮疹。VZV是由具高度傳染性的咳嗽、飛沫吸入等呼吸道傳染途徑而傳播。正如水痘帶狀疱疹這個名字所暗示的，這種病毒會導致兩種截然不同的疾病模式：通常發生在兒童身上的水泡、發熱的皮疹，以及成人身上會出現的疼痛，有時痛不欲生的帶狀疱疹，俗稱「蛇纏腰」。

水痘以標誌性的皮疹昭告自己大駕光臨。皮疹是扁平的紅色圓點，會演變成腫塊，再變成水泡，臉上和身上的皮疹會比四肢上的更紅。皮疹伴隨輕微的發燒，且在水泡最後消退、結痂之前，皮疹可能會再次復發、冒出，結痂的水泡最後在康復過程中慢慢脫落。在少數個案中，水泡可能會遭細菌繼發性感染；在更少數的個案中，例如白血病小兒患者等免疫功能不全的病人，病毒可能導致致命的肺炎或腦炎。幸好，絕大多數的水痘患者都會完全康復，不留任何疤痕。

VZV這種疱疹病毒，和同科的病毒一樣具有潛伏的特性，因此能夠在消失數十年後，再度以不同的樣貌討人厭地不請自來，讓患者發展出這種病會被叫做「帶狀」的病徵。正如HSV，水痘帶狀疱疹也會潛伏在神經節中。但HSV通常僅潛伏在臉部、生殖器感覺神經的神經節中；VZV則會藉由血液傳播，發現全身許多不同的感覺神經節。因此牠可以在日後發作，也許是在個體抵抗力較低的時候，臉上、胸口或腹部的皮膚上，會冒出不規則分布的疼痛水泡。在軀幹上，VZV通常會環繞身體，循感覺神經腰帶般的「皮節」呈腰帶狀分布。其實這就是帶狀疱疹（herpes zoster）被叫做「帶狀」的由來，zoster在拉丁文中就是腰帶的意思。

由此可以得知，帶狀疱疹患者先前一定曾感染過水痘病毒。事實上，帶狀疱疹患者應該要注意，疱疹的水泡含有傳染性病毒，因此應該避免傳染給沒有感染過水痘的兒童，甚至是成人。

★

到目前為止，本書已經討論大家最常見、最熟悉的兩種疱疹病毒，儘管牠們有潛伏的傾向，但牠們的感染行為仍然符合有跡可循的病史。同一病毒科的其他成員則沒這麼容易預測，包括巨細胞病毒（cytomegalovirus），簡稱CMV。儘管CMV其實是西方世界最常感染人類的病毒之一，但各位讀者可能對牠不太熟悉。巨細胞病毒這個名字，意味著這種病毒會導致細胞膨脹，在受感染的細胞核內有龐大、不自然的內涵物。這種病毒發作的問題之一就是難以預測，因為牠在不同年齡會有不同的呈現模式，而且顯然不管幾歲的人，從小的到老的，牠都能一網打盡。

ＣＭＶ的臨床表現相對少見。如果懷孕的媽媽感染了巨細胞病毒，可能會在不知情狀況下將病毒從胎盤傳染給胎兒，導致新生兒重病甚至死亡的悲劇。當母乳中的抗體無法提供足夠的保護時，嬰兒也可能從母乳哺餵中感染病毒。更奇怪的是，在嬰兒時期或之後的兒童時期若被感染，也可能完全沒有症狀或疾病的跡象。但這不代表體內的病毒已經根除，反而可能是疱疹病毒特有的潛伏傾向正在發揮作用。當孩子進入青春期時，原本潛伏的感染可能變得明顯，導致精神委靡、發燒、肝功能受損。事實上，疱疹病毒可能以「傳染性單核白血球增多症」的樣貌出現，這種病更常與另一種疱疹病毒聯想在一起，稱為人類疱疹病毒第四型（Epstein-Barr），簡稱ＥＢ病毒或ＥＢＶ。ＣＭＶ和ＥＢＶ都會經由接吻和性交傳播。傳染性單核白血球增多症，也稱淋巴腺熱，可能導致周邊血抹片中的淋巴細胞顯得異常。這種疾病通常發生在年輕人身上，且經常伴隨脾臟腫大。

巨細胞病毒感染在西方國家比許多人所知的更普遍。驚人的是，據報導，年屆四十歲的美國人中，有百分之五十至八十的人據報都曾感染過ＣＭＶ，牠的行事作風和典型的潛伏病毒一樣，一旦被感染，就永遠不會完全消失。同樣驚人的是，多數這種CMV「帶原者」不會表現出任何感染病毒的症狀。事實上，如果把這種現象與上述HSV和VZV的行為放在一起，會看到這種在人體生態環境中讓自我消失的能力，似乎是這些病毒共同的特徵。但若假設CMV的存在都是良性的就錯了。CMV與其他疱疹病毒一樣，在宿主免疫功能不全的時候，例如非常年幼或非常年長的人，或因為其他疾病，或正在接受醫學腫瘤治療導致免疫功能嚴重抑制的人身上，會導致嚴重的疾病。

不過別忘了，病毒總能出乎我們意料之外。可以棲息在這麼多人身上，多數時候幾乎不會引起疾病的病毒，可能暗示牠是潛在的共生夥伴。事實上，證據顯示CMV有些時候是有益於人類宿主的。CMV會在其中休眠的組織之一，是骨髓中的髓細胞。這些骨髓細胞在正常的免疫防禦中扮演重要角色。證據表明，當其他傳染病媒侵入體內、進入血液時，若骨髓細胞中有CMV，可能可以改善人體的免疫反應。其他病毒群體據報也與這種「內源病毒」的保護作用有關，包括反轉錄病毒，會在本書稍後章節詳加討論。看起來，有時候這些潛伏的病毒，似乎是具有互惠潛力的遊手好閒分子！

現在這個時候，是更熟悉演化病毒學家所用術語的最佳時刻。病毒學家以「病毒圈」這個專有名詞和概念看待病毒，指的是生命從一開始，就存在於一個看不見、涵蓋一切的病毒生態圈之內，並深受其影響。這個概念相對較新，且與以前對病毒的看法截然不同，當然會引起某些人的質疑。儘管如此，病毒總體基因體學這個以生態為導向的新研究領域，為這種觀點提供了支持的證據。病毒總體基因體學是目前發展最快的研究領域之一，後續章節中會更詳細地探索。我們應該提醒自己，病毒若要符合共生體的定義，必須足以用「具侵略性」來形容。此外，在現階段，也許我們可以想一想疱疹病毒永久棲息在人體生態環境內的奇怪行為，與病毒圈這個概念間的關係，以及這個概念如何以更廣泛的角度，看待病毒與地球上的生命之間的關係。

EB病毒也恰好是一種疱疹病毒，但它的屬性比同一病毒科的其他成員更惡劣。一九五八年，愛爾蘭外科醫生丹尼斯．帕森斯．伯奇寫了一篇關於非洲兒童惡性腫瘤的論文，這種腫瘤好發於瘧疾橫行的地區。幾年後，伯奇在倫敦一家醫院以此為題講課，他在講座中展示了患者的幻燈片：患者的下巴被腫瘤浸潤，嚴重腫脹。在說明腫瘤是如何在瘧疾流行地區被發現時，伯奇猜想，腫瘤會不會是以蚊子為媒介的病毒引起的。聽眾中有一位病理學家，名叫麥克．安東尼．愛波斯坦（Michael Anthony Epstein），對電子顯微鏡非常感興趣。

愛波斯坦與同事柏特・艾鍾（Bert Achong）、伊芳・巴爾（Yvonne Barr）後來證明，癌症確實是由病毒引起的，但不是由蚊子帶源的病毒，而是一種新發現的疱疹病毒。今天這種病毒被叫做愛波斯坦－巴爾（Epstein-Barr，取自愛波斯坦與巴爾的姓氏）病毒，簡稱為ＥＢＶ。含有病毒的細胞株被送到費城兒童醫院的沃納和格特魯德・亨利夫婦手上，他們開發了血清學標記，可以識別受感染者體內存在的病毒。一九六七年，他們實驗室的一名技術人員得了淋巴腺熱，血液裡發現典型的單核白血球增多症，亨利夫婦因此確認導致非洲兒童罹患癌症的病毒，也是害技術人員罹患淋巴腺熱的元凶。隔年，實驗室的調查又更上一層樓，發現了非比尋常的東西。當被稱為Ｂ淋巴球的免疫細胞被ＥＢ病毒感染時，這些細胞就會不朽化。這項開創性的發現又揭開病毒另一種神祕能力：改變細胞發展的軌跡。癌細胞也以自己獨特的方式同樣變得不朽。

即使到今天，雖然我們對ＥＢＶ已經有更多了解，但還有許多地方尚待研究。我們知道牠是一種人類疱疹病毒，稱為人類疱疹病毒第四型，簡稱 HHV-4；還知道牠是最常「感染」人類的病毒之一——「感染」需要加引號，因為這類發現確實讓人不禁想問，我們所稱的病毒與宿主之間會有交互作用，到底是什麼意思。現在我們已經知道ＥＢＶ是傳染性單核白血球增多症，或稱淋巴腺熱，最常見的病因，也是伯奇氏淋巴瘤的病因，還可能與何杰金氏淋巴瘤、胃癌、鼻咽癌，和某些與ＨＩＶ感染有關的疾病，如絨毛狀白斑病和中樞神經系統淋巴瘤有關。事實上，有些專家已經發現，每年有多達二十萬的癌症個案可能是由ＥＢＶ感染而導致，或在某些方面與ＥＢＶ感染有關。

有些研究人員認為，感染ＥＢＶ會增加自體免疫性疾病的風險，例如皮肌炎、全身性紅斑性狼瘡、類風溼性關節炎、休格倫氏症和多發性硬化症——這可真是一張野心勃勃的清單。但是，鑑於ＥＢＶ以涉及人體免疫的關鍵細胞Ｂ淋巴球為目標，再加上極高的ＥＢＶ感染率——科學家認為，這種病毒在美國感染了大約百分之五十的五歲兒童，和大約百分之九十的成年人——也許這張清單並不像乍看之下那麼不切實際。但是，與ＣＭＶ一樣，病毒的高感染率應該讓我們更加謹慎，除非能夠毫無疑問地提出證明，包括確切的發病階段，否則不應貿然推斷其中的因果關係。

在結構上，ＥＢＶ是典型的人類疱疹病毒，在電子顯微鏡下可以看到我們熟悉的二十面體對稱殼體，包裹在脂質和蛋白質的袋狀包膜中。病毒顆粒的直徑大約為一百二十至一百八十奈米，由包含八十五個基因的雙鏈螺旋狀ＤＮＡ編碼。病毒的表面突起，由病毒編碼的醣蛋白構成，專門用以發現特定的人體目標細胞，並與人體細胞的細胞膜進行交互作用。

因為病毒的普及，不可避免地，多數人遲早會接觸到ＥＢＶ。在多數幼兒身上，感染似乎根本不會引起任何症狀。事實上，如果有任何可以預測症狀的依據，感染的年齡可能是重要的因素，或許這也讓我們更了解病毒與人類的交互作用。在青春期感染的話，約百分之三十五至五十的感染者會出現淋巴腺熱的典型症狀和體徵。與ＣＭＶ一樣，ＥＢＶ的感染方式是長期無症狀感染，病毒會間歇性地從個體帶原者喉嚨的細胞上脫落。青少年很常處於帶原者的狀態，病毒進入唾液，再從唾液藉由接吻傳給新宿主。得淋巴腺熱的主要都是青少年和年輕人，或許也不足為奇。

在新宿主身上，病毒入侵通常都是從喉嚨的上皮內壁細胞開始，病毒包膜會與細胞膜融合，然後病毒基因組轉移到細胞核中，在細胞核中按照與其他疱疹病毒相似的模式，綁架細胞核機器產生子代病毒。但是隨後的病毒－宿主交互作用是不同的：釋放而出的子代病毒會引起攻擊性Ｂ淋巴球的注意，Ｂ淋巴球通常會形成抗體對付病毒。但在感染的第二階段，病毒會以Ｂ淋巴球為目標，因此在免疫細胞自身內，再次上演病毒入侵、綁架基因組機器的過程。Ｂ淋巴球內現在有兩種可能的結果：一種是所謂的溶裂模式，隨著子代病毒顆粒釋放，細胞不可避免地破裂，最終導致病毒隨著血液傳播。但可能還有第二種相當不同的結果。在這個循環中，病毒採用「潛伏」模式，不會操控淋巴球產生子代病毒顆粒。相反地，病毒基因組會構成圓形，稱為「游離基因」，棲息在淋巴球細胞核內，並在之後的細胞分裂過程中被細胞DNA的複製機制複製。我們再次看到互利行為的潛力，因為這種潛伏，可能有助於未來再被相同病毒感染時的免疫力。

淋巴腺熱的潛伏期長達一個月，甚至更久，表現出來的病徵通常為發燒、喉嚨痛、下巴稜角周圍的淋巴腺腫大。當病毒開始藉由血液傳播，身體系統性防禦機制的其他部位會開始接手對付病毒的挑戰。這個階段開始，肝功能可能會受損，脾臟可能會腫大，大到檢查的醫生用雙手在腹部觸診時，可以感覺到脾臟的尖端。周邊血檢查會出現典型的白血球增加，尤其是淋巴球，因此這種疾病才會被稱為「傳染性單核白血球增多症」。有些患者在這個全身性階段會出現暫時性皮疹。但值得慶幸的是，嚴重的併發症很少見，包括所謂的格林－巴利症候群，會出現末梢神經損傷和由此導致的癱瘓；偶爾還會發生腫大的脾臟破裂。幸好，多數患者會在三到四個星期內完全康復。

病毒可能非常奇怪，造成各種問題。目前還不知道為什麼EBV在西方世界相對是良性的，但卻會在非洲年輕人身上造成腫瘤、在中國南方造成上皮細胞癌。也許牠反映出不同人群或不同病毒株的組織相容性基因型的微小遺傳變異？在伯奇氏淋巴瘤的情形中，似乎在某方面涉及了上文描述的奇特潛伏狀態。令人驚奇的是，腫瘤對環磷醯胺等抗腫瘤藥物的反應奇佳，可以用藥物澈底治癒。提到西方世界的淋巴腺熱時，病毒潛伏在B淋巴球中，似乎可以保護我們一生中都不會再次受到感染，真是讓人覺得萬幸。

第十章　流感和 COVID-19：大流行的威脅

一九一八年秋天，流行性感冒在歐洲、美洲和亞洲部分地區爆發，隨後席捲各大洲，當時各地仍正緩慢從第一次世界大戰的餘燼中恢復。儘管這種流感遍及全球，但後來被稱為「西班牙流感」，據說是因為西班牙媒體的報導並未被戰時審查人員以息事寧人的態度處理；反觀英國、德國、美國和法國，審查人員刻意將報導出來的流感死亡率降到最低，以維持軍隊和人民的士氣。我們今天可能會阻止這類審查制度，不過因為流感傳染病十分致命，且沒有疫苗可以防止傳播，也沒有抗病毒藥物可以治療為流感所苦的患者，所以當時的審查或許也情有可原。還要補充說明的是，當時醫學界對造成流感的病毒知之甚少，因為科學家尚未發現ＤＮＡ，也還沒發明電子顯微鏡，對圍堵傳染病的基本措施同樣缺乏理解，也使當時的人未能遏制流感爆發。從當代的照片看來，許多生病的士兵把開放式病房擠得滿滿的，病床緊挨在一起，看不出有執行隔離護理的意圖，患者和護理人員連簡單的口罩都沒有戴。

不論何時，得流感肯定都是令人不快的。在戰爭攻勢中積極報效國家時，卻落入傳染病的魔掌中，肯定是極為嚴苛的考驗。謬司－阿恭恩之戰是西線上一場決定性的戰役，也是美國軍隊史上最大規模的前線投入，約有一百二十萬名士兵參戰，超過兩萬六千名美軍喪生，因此也被認為是美國軍隊史上死傷最慘重的一次會戰。不幸的是，這波攻勢恰逢一九一八年歐洲流感傳染病來襲，重創美國陸軍的主要訓練營，估計有四萬五千名士兵喪命。因此，作家韋佛和馮柏根才會說：「讓人想問，到底哪一場戰役才算是『美國最致命』的戰役。」今天，歷史學家認為西班牙流感是史上最致命的流感大爆發，在全球感染五億人，估計奪走兩千萬到五千萬患者的性命。

同樣的高度感染力也在幾十年後出現在一九七九年一架民營客機上的小爆發。載著五十四人的飛機在阿拉斯加的跑道上延遲了三個小時，期間空調系統並沒有開啟。剛好其中有一位乘客得了流感。過了幾天之後，百分之七十二的其他乘客都染上了病毒。

多數人都得過不那麼嚴重的流感病毒。我指的不是宿醉時，用「像感冒一樣有點頭重腳輕」這種陳腔濫調形容的感覺。在感染病毒後，我們不太可能忘記前一到三天真實的流感前兆症狀，這是病毒在血液中繁殖的時間。各位可能還記得，這時候您會覺得自己大限將至；您的伴侶或許認為這是誇大其詞。但當您的伴侶也得了流感病毒、經歷同樣的恐懼，他／她就不會這麼覺得了。您的感受與一九一八年大流行時，數百萬經歷前兆症狀的患者相去不遠。不同的是，您會康復，但對於許多西班牙流感的患者而言，死亡的恐懼後來證實是很靈驗的預感。這種結果的差異顯示出一個重要問題：被類似的病毒感染時，為什麼我們能存活，而以前那數百萬人會死亡？

或許這個問題應該用更可定義的科學語言重問一次：是什麼原因導致「普通」流感的病毒表現出如此可怕的毒力？要回答這個問題，必須多了解一點流感的歷史，和致病病毒的作案手法。

例如，「流行性感冒」（influenza）一詞從何而來？這種疾病的名稱類似英文單字「influence」（意為影響），並非偶然。事實上，兩個字都源於同一個拉丁字根「influentia」，原因是中世紀時，當時較迷信的大眾將傳染病大流行歸咎於星象或神祕「影響」的邪惡詛咒。在民智已開的現代，我們可以摒棄這些魔法意涵，仔細地從解剖、生理和遺傳細節中檢視真正造成流感的微生物病因：流感病毒。更重要的是，可以客觀地看待流感病毒如何演化，完成與自然演化宿主的複製共生循環——宿主當然就是人類。

流感病毒屬於正黏液病毒。正黏液病毒科包括七個以RNA為基礎的病毒屬，有四個已知會引起流感的不同病毒屬，為便利起見，分別標記為A、B、C、D。前三個會導致脊椎動物得流感，包括鳥類、人類、豬、狗、海豹，D型流感僅限於豬和牛。人類主要會受A型和B型流感病毒感染。單一病毒顆粒的直徑在一百到兩百奈米之間，大致呈球形。病毒的表面是以脂質為基礎的包膜構成，上面覆蓋著數百個突起的突棘。這些突棘的蛋白質變化，是流感一再捲土重來的根本原因。突棘由兩種不同的蛋白質組成：紅血球凝集素（haemagglutinin），或稱H蛋白；以及神經胺糖酸苷酶（neuraminidase），或稱N蛋白。病毒利用這兩種蛋白附著在宿主的目標細胞上。人體免疫系統會將H和N蛋白識別為外來抗原，並產生抗體來消滅它們。例如，A型流感病毒有眾多亞型或病毒株，都具有H蛋白和N蛋白。在這裡說明一下術語：被稱為H2N28的病毒株，意思就是突棘上攜帶的是H2和N28抗原蛋白亞型。這些亞型是在病毒複製過程中由病毒基因編碼構成，因此病毒基因的突變會使它們產生變化。如果突變導致病毒的傳染性增加，表示能更成功地傳播、複製，天擇會積極選擇這種演化上的成功。新亞型或新病毒株在天擇的影響下，從演化過程中出現，導致新的流感爆發。

例如，新型Ｈ１Ｎ１病毒株的出現，引發一九一八年所謂的「西班牙流感」；新型Ｈ２Ｎ２病毒株引發一九五七年的「亞洲流感」，新型Ｈ３Ｎ２病毒株引發一九六八年的「香港流感」，新型Ｈ７Ｎ９病毒株引發二〇一三年的「禽流感」。這就是為什麼即使以前得過流感，或者已經接種過流感疫苗因應先前的病毒株，都無法保護我們不被下一個冬天出現的新病毒株感染。某位頂尖的專家是這麼說的：「流感病毒的遺傳特性使牠們成為神出鬼沒、棘手的全球公衛之敵。」

流感大流行是更大的問題。幸好發生頻率比季節性流感少得多，但一旦發生，整體的威脅更大。同樣地，了解這種危險的疫情再起背後的演化機制會很有幫助。引發流感大流行的，不是Ｈ或Ｎ突棘的突變，而是更強大的演化機制。兩種不同的流感病毒同時存在於某個單一宿主身上，例如一頭豬，牠們可以互換整個基因組，產生新的混合病毒。這種強大的演化機制叫做「重組」。會在人類身上釀成大流行的流感僅限於Ａ型病毒。而且，由於重組會產生全新的病毒，與季節性病毒相比，人類免疫系統的備戰能力顯得更為不足。在這種情況中，極高的傳染性加上全新的新興病毒，催生出極為強大的病毒株、某種「超級病毒」。

我們能不能藉由專門的疫苗接種計畫，根除流感大流行的威脅，就像根除天花那樣？儘管疫苗可能證實愈來愈具有預防作用，新的抗病毒藥物也可能改善流感的療法，但恐怕我們不太可能澈底根除流感。天花能被根除，是因為人類是天花病毒唯一的傳染窩——但人類並不是流感病毒唯一的天然傳染窩。全世界的水鳥都是流感的天然傳染窩。野鴨、其他水禽，已經窩藏了約十四種不同的H抗原。恐怕這就代表這個天然基因庫已經有潛力產生新的流感大流行病毒株。這些不同的流感病毒都會在野禽的消化道中複製，然後再被這些鳥類排泄到牠們棲息的水生生態系統中。例如，當科學家在冬季從加拿大廣大的湖泊中採樣時，發現不同種群流感病毒的廣泛汙染。然後呢，沒錯，這裡再度出現如同發生在其他病毒與天然宿主關係中的情形：當科學家檢視被流感病毒當成天然宿主的鳥類時，發現流感病毒並未引起明顯的疾病。

幾年前，我拜會了亞特蘭大CDC當時的流感部門主任南希·考克斯，討論未來流感大流行的風險。考克斯的說法是：「在人口缺乏免疫力、毒性強大的流行病毒株蠢蠢欲動的情況下，我們觀察到的發展情形相當戲劇性。」

考克斯博士辦公室的牆上貼著世界地圖，上面裝飾著四散的輪廓線和各種彩色圖釘。她就像全球其他流感專家一樣，試圖預測何時、何地可能會出現新的流感大流行。她相信過去的行為可能會有蛛絲馬跡，讓她知道未來會發生什麼。因應大流行流感病毒株的專家，多數時間都會像這樣檢視病毒株的行為，追蹤病毒的演化。

她的牆壁下半部是一張中國地圖，有六個不同的地點被圈了起來。這些地點都有觀察員密切注意，希望在新病毒株一出現就發現牠們。但中國並不是唯一可能出現病毒的地方，觀察員也在密切注意全球其他地點的情況。二〇一七年，H7N9禽流感捲土重來，創下自二〇一三年首度出現以來最致命的紀錄，在中國造成七百一十四人重病，死亡率據報超過三分之一。一有新的流感大流行病毒株出現，就是一場戲劇性競賽的開端，目標是盡快將新病毒的適當抗原納入預防性疫苗中。這種大流行病毒株一問世，我們就只有幾個月的時間，能搶在病毒以噴射客機的速度橫掃全球之前，準備、分配足夠的新疫苗。速度和預測的準確性將成為攸關全球人命的關鍵。

二〇〇二年，一種名為「嚴重急性呼吸道症候群」（severe acute respiratory syndrome）、簡稱為SARS的全新病毒威脅在中國廣東省出現。SARS不是由流感病毒引起的，而是由一種名為嚴重急性呼吸道症候群冠狀病毒（SARS-CoV）的冠狀病毒引起的。在SARS流行之前，世人已知冠狀病毒會感染動物和鳥類，導致類似感冒的疾病。SARS冠狀病毒讓我們對這類病毒完全改觀：牠引起類似流感的疫情爆發，在三十七個國家感染約八千零九十八名患者，其中約七百七十四人死亡，然後才被嚴厲的公衛干預策略控制。自二〇〇四年以來，SARS銷聲匿跡，世界各地都沒有疫情回報。但是這種令人安慰的統計數字，隨著新型冠狀病毒 COVID-19 在武漢爆發，一路發展成當前的大流行而瓦解。那麼，我們對冠狀病毒整體、尤其是對 COVID-19 的了解有多少？

冠狀病毒這一科的組成病毒與流感不同；兩者唯一相同的地方，就是都具有由RNA編碼的基因組，其他統統不一樣。流感病毒的基因組或遺傳資訊很小、相對簡單，但冠狀病毒的基因組，是所有以RNA為基礎的病毒中最大、最複雜的，意思就是冠狀病毒的生物、遺傳機制也更加複雜。讀者已經見識過，當兩種不同的病毒株在同一宿主身上重組時，會產生能釀成大流行的流感，意思就是個體被感染時，體內的免疫防禦系統面對的基本上是一種新的病毒。因為冠狀病毒具有更複雜的基因組，演化出非凡的重組潛力，這是牠們基因的一部分。兩種不同的冠狀病毒可能和流感一樣重組成新病毒株之外，還能重組表面抗原，不需要將兩種不同的病毒混合成一種。這種能進行演化的內建變化潛能十分驚人，加上極高的傳染性，讓 COVID-19 有成為「超級病毒」的潛力，與流感疫情旗鼓相當。

冠狀病毒藉由患者咳嗽時噴出含有數十億病毒的飛沫狀液滴，讓附近的人因為吸入飛沫而被感染，造成人際傳播。吸入飛沫後，病毒會直接接觸呼吸道內壁細胞，突棘會與細胞壁上的關鍵受體結合，使病毒能將基因組釋放到細胞內部。病毒在這裡挾持核糖體，就是充斥在細胞內的迷你蛋白質工廠，指示核糖體製造以病毒編碼的蛋白質。受到病毒指示製造出來的第一批蛋白質，是名為RNA聚合酶的關鍵酶。讀者可能還記得著名的PCR，全名為聚合酶連鎖反應（polymerase chain reaction），能大幅強化犯罪現場留下的DNA痕跡，在鑑識科學界掀起革命。病毒聚合酶對病毒基因組RNA的作用相同，也是在受感染的人類細胞內產生數十億子代病毒的第一步。子代病毒身披病毒殼體和包膜蛋白，包括為傳染性突棘編碼的蛋白，讓大量新病毒穿過細胞膜、釋放到宿主氣管中，然後被咳到周圍空氣裡，形成具高度傳染性的飛沫。

COVID-19 的傳染與流感非常相似，在人群匯集的地方特別容易發生，例如地鐵、汽車、公車、飛機、遊輪、辦公室、學校、酒吧、咖啡館、劇院、大眾娛樂性音樂會、體育場館，還有，唉，家庭住宅。另外至關重要的一點，就是 COVID-19 還有第二種極其有效的途徑傳播——感染者咳嗽時用手摀嘴，然後將手上的病毒轉移到周圍的表面，如門把、交通工具上的拉桿和圍欄、電腦鍵盤、手機和無數其他表面。相關研究顯示，COVID-19 在飛沫中可存活並具有傳染性長達三小時，在紙板上長達二十四小時，在塑膠和不銹鋼上長達七十二小時。第二種傳染途徑是病毒接觸嘴唇、嘴巴、鼻子、眼睛之後，從這些身體部位設法進入氣管和肺部。

不幸中的大幸是，大流行等級的新興病毒非常罕見，但牠們仍為全球政府和國家衛生當局帶來最具挑戰性的困境。那麼，這種威脅性十足的新病毒是哪裡來的呢？在首篇有關COVID-19的公開科學論文中，中國醫生透露，約百分之七十的個案曾去過湖北省武漢市的海鮮市場——非法交易「現殺野味」在這裡是家常便飯，就是捕獲野生動物後把動物運到市場，在市場當場宰殺取其鮮肉。讀者可以想像一下，驚慌失措的動物（多數是哺乳類）被運到市場，與其他動物和人類密切接觸——這種危險的親密關係，在野外絕不會發生。後面兩章中我們會發現，這種情況造成的風險，就是病毒可能會與這些動物自然地共同演化，從而跨越物種並感染人類。我已經從漢他無名病毒的行為中學到相關知識，並將這種演化現象稱為「侵略性共生」，表現出這種行為的病毒則稱為「侵略性共生體」。

以COVID-19而言，即使是症狀輕微或無症狀的人，也能將病毒傳播給身邊其他人。患者會經歷長達十四天的潛伏期，有時甚至更久。但病毒不是一路長驅直入。從病毒入侵開始，人類免疫反應的回擊就愈來愈明顯。常見的早期症狀包括喉嚨痛、發燒、顫抖、不舒服、疲勞、頭痛、四肢和背部疼痛。在輕微的個案身上，病症的發展可能不會超出這些前期症狀太多，與流感的症狀發展相似。但與流感不同的是，COVID-19似乎在兒童身上不會造成太嚴重的疾病，卻對老人較具威脅性。在較嚴重的個案身上，患者體溫會飆升至攝氏三十九度左右，導致大量出汗。更險惡、令人不安的症狀是呼吸困難，可能代表病毒性肺炎即將開始。到這個階段，患者會因為毒血症（血液中有毒素）而一病不起。在大約百分之二十的個案身上，病毒性肺炎預示著疾病將危及患者性命，因為這種肺炎能抵擋抗生素，對大多數已知的抗病毒藥物可能都具有抗藥性。

諷刺的是，這些表示感染已發生的症狀、體徵中，有一部分並不是病毒感染呼吸細胞的直接影響，而是由我們自身奮勇抵抗的免疫反應引起的。病毒入侵會引起白血球（又稱為巨噬細胞和嗜中性球匯集到受感染的組織，製造名為細胞激素（cytokine）和趨化激素（chemokine）的化學物質來發出警報，召喚增援部隊，包括被稱為「士兵細胞」的T淋巴細胞，與病毒戰鬥。「戰鬥」在這裡是名副其實的關鍵字，這些士兵會殺死我們自身被感染的細胞，導致殺戮區嚴重發炎，湧出大量黏液，堵住氣管、引起咳嗽。雖然病毒通常被限制在氣管中，但同樣的化學警告成分會進入血液，引發高燒、頭痛、懨懨無生氣的疲勞感、不舒服的肌肉痠痛。雖然自身的士兵會殺死自己的細胞著實讓人困惑，但T細胞功能下降這樣在老年人或免疫功能不全的患者身上會發生的情形，可能使情況變得更糟，遲遲無法康復，或導致少數病患罹患病毒性肺炎或繼發性細菌性肺炎，兩種都可能危及生命。

令人欣慰的是，與季節性流感一樣，大多數 COVID-19 患者只會發展出較輕微的症狀，無需住院即可完全康復。但我們不應低估少數患者可能發展出的嚴重病症；這些患者可能是任何年齡層的人，甚至包括一般的健康人士。不幸的是，這種病毒性疾病已經證實對老年人和免疫功能不全的患者特別危險。這類患者住院風險明顯較高，死亡風險也很大。

如貫串本書的說明，傳染病流行、尤其是大流行，基本上都是由致病微生物和宿主之間強烈的演化交互作用驅動的。COVID-19 正是因為事先已演化出這種演化的必要條件，因此牠在人類身上出現後才短短幾個月，就從湖北省開始一路感染了近十萬人；這些相同的必要條件現在正驅使病毒擴展到中國以外的地區，傳播模式變得更全球化。現代世界被恰如其分地形容為是「地球村」，就算是最孤立、遙遠的人群，也可以藉由飛機、鐵路、輪船、機動交通工具而接觸到彼此。到二〇二〇年三月，由於中國政府嚴厲的圍堵措施，包括湖北省強制封城，有效控制病毒傳播；但與此同時，世界其他地方正開始目睹感染個案節節上漲。許多國家的衛生當局對似乎勢不可擋的統計數字益發感到震驚。這些數字中的感染人數，根據驚悚的數學可預測性，似乎約每三天就會翻一倍。一如預期，較大的市鎮和城市是必然的感染源，因為大量人口在這些地方親密無間地生活、往來、工作。同樣一如預期，人類的天性就是一開始會不相信當下發生的事情，公共與政府部門的回應就會發生各種誤解、延遲、混亂，難以因應一九一八年流感大爆發以降最嚴峻的公衛威脅。

較不易預測的可能是疫情擴大對經濟的影響。航空公司被勒令停飛，使度假旅客被困在偏遠的旅遊景點，沒有班機可以脫身；農牧業的臨時勞工人力供應中斷；非必要工作的差旅受限；還有無數其他一般社會、工作型態的中斷相應而生。三月九日星期一，聯合國貿易暨發展會議警告，COVID-19 可能會迫使全球經濟陷入衰退。警告很快如同預言般應驗，金融市場遭到重創，道瓊指數一瀉千里、下跌超過一千點，金融時報一〇〇指數在一週內就損失超過六百億英鎊。全球政府現在面對的，是規模與複雜程度都令人生畏的問題。

與此同時，COVID-19 繼續傳播，擴散至世上每個國家。媒體報導的悲劇性染疫事件中，包括停靠在日本橫濱港的鑽石公主號郵輪，船上超過七百名乘客和船員都成為病毒的俘虜，其中六人後來因而喪命。儘管中國、香港、新加坡的感染受到控制，但在歐洲，疫情如噩夢般擴散，感染人數呈指數成長。由於沒有預防性疫苗或可治癒疾病的療法，公衛專家被迫回頭採取基本的預防策略：加強推動公眾教育，鼓勵懷疑自己可能受到輕度感染的人自主隔離，較嚴重的個案則必須在專門的隔離病房接受加護治療。這類媒體喊話在結尾通常都想讓大家安心，強調死亡個案主要都是年紀很大的患者，或另有其他健康問題或併發症。不幸的是，這種原本想降低恐慌的安慰性訊息，卻遭到廣泛誤解，以為這代表大部分人口是幾乎沒有或完全沒有風險。幾天後，當同樣的主管機關呼籲大眾自主社交隔離時，許多人無視呼籲，繼續光顧酒吧、咖啡館、餐廳、休閒景點。主管機關現在被迫以法律的罰則和警察執法，強制實施社交隔離。當這些措施也失敗時，歐洲民主國家終於在延宕已久後，開始複製中國、香港、新加坡更為嚴厲但成功的策略，並對受波及的城市、鄉鎮和更大的地理區域採取封城隔離。

隨著義大利變成歐洲疫情傳播的中心，電視觀眾目睹義大利加護病房不堪負荷的場景，驚駭不已。病毒在北部富裕的倫巴底地區橫行肆虐。三月九日，九千一百七十二名義大利國民確診、死亡人數不斷上升，讓義大利成為歐洲第一個採用封鎖策略的國家。當時，為了圍堵病毒，義大利不惜對整個倫巴底地區實施嚴格的封鎖。當時義大利的死亡人數已超過中國，醫院瀕臨崩潰，加護病房延伸至鄰近的病房。死者堆放在已經滿是棺材的教堂裡，即將在沒有儀式或親人到場的情況下火化，因為親人都被隔離措施禁閉在家。兩天後，世界衛生組織確認

COVID-19 足以堪稱大流行的疫情威脅。

同樣在三月，全球重大體育賽事時間延後，各級學校停課，飛機和其他國際行旅的交通航班全部取消，城市鄉村居民的社交聚會、大型集會活動統統禁止，認為自己被感染或較易被感染的人在家自主隔離。到三月二十一日，一億七千萬歐洲人生活的區域或城市，都被政府下令封鎖。與此同時，澳洲和紐西蘭封鎖邊境，禁止非居民進入。當局強制關閉主要城市的酒吧、餐廳、體育場館、娛樂場所。當時，疫情也不可避免地擴散至美國，美國封鎖美墨邊境，隔絕非美國公民。紐約與中國的武漢、義大利的倫巴底一樣，成為美國病毒傳播的中心，感染人數隨著同樣無情的數學公式，每三天翻一倍；紐約的個案數量，等同於全美國其他地區的個案數總和。州長安德魯・古莫被迫封鎖紐約州，只讓必要企業的一般員工繼續工作。

到這個階段，許多國家已封鎖邊境、不讓外國人進入，並實施隔離措施。洛杉磯、倫敦、紐約、馬德里、羅馬和許多其他城市都已封城。隔離措施可見於法國、義大利、西班牙、英國、德國、愛爾蘭，甚至人口稠密的印度：印度總理莫迪下令封鎖十三億人口的移動。就算是在最富裕、最發達的歐洲國家，面對加護病房床位不足、防護裝備短缺、缺乏支持肺功能衰竭患者的呼吸器，以及仍然沒有任何特定治療方法或疫苗可以醫治患者，壓力奇大又過勞的醫護人員，公開表達他們的沮喪。四週前，義大利還只有一位患者因冠狀病毒而喪命，現在死亡人數已經是中國的兩倍，光一天就有七百九十三人死亡。

三月二十五日，正當英國準備在倫敦、伯明罕、曼徹斯特建造新的大型隔離醫院之際，查爾斯王子的名字出現在感染患者的名單中。兩天後，英國首相鮑里斯・強森、衛生部長麥特・漢考克、首席醫療官克里斯・惠提也加入他的行列。之前在羅馬市中心、巴黎香榭麗舍大道、倫敦特拉法加廣場都曾有記者報導的場景，不幸地再次在紐約上演——一位天空新聞的記者在紐約第五大道和中央公園的轉角，報導眼前街道空空如也的驚人景象。

美國的個案數字急遽上漲，超越中國和義大利，感染個案數量高居全球各國之冠。這些可怕的統計數字，包括感染人數和死亡人數，全球各地都仍在飆升；到三月二十六日，已經超過五十萬，沒有任何改善的跡象。隔天又多了十萬個案例，表示最終總數很快會超過一百萬，甚至可能更多。

三月二十四日，政府為被迫停工的倫敦工人提供慷慨的財務援助，雇主得以回收封鎖期間百分之八十的薪資。一天後，川普政府達成初步共識，將提供約兩兆美元的經濟振興方案，替美國的抗疫之戰加一把勁。世界各國皆無一不投入對抗 COVID-19 肆虐的全面戰爭，但到目前為止病毒仍占上風。這場衝突的戰線上不會用到傳統的武器或現場戰術，而是每位從事非必要行業的國民，每天按照衛生當局的指示，待在家裡不要外出；各家各戶與左鄰右舍一起努力，養活、保護較脆弱的成員；左支右絀的醫生在電話上進行手術；儘管缺乏床位、人力、設備、特定治療方法，最近改為緊急加護病房的醫院意外和急診部門，工作人員仍然身穿罩袍、戴著口罩，夜以繼日地工作。

與此同時，在人數不斷增加的感染患者體內，同一場戰爭也延伸到呼吸道更深入的地方，包括肺部和血管。在這個極其微小的戰場中，因為沒有合適的疫苗或藥物治療，所以戰爭就在人體的抗體、士兵細胞防禦機制這種原始層級上開打。整體而言，這些與生俱來的自然防禦反應，最終會贏得戰爭的機率是百分之八十。自己現在也成了病人的英國首席醫療官，就指望這種原始的勝利也能成為整體行動計畫的一部分。其他策略的目標則是要以社交隔離措施，拖慢病毒席捲人口的速度，讓國民保健服務系統的加護病房床位和設備不至於不堪負荷。政府也在爭取時間，讓反制措施發揮作用。

當局已下單委製數百萬件個人防護設備，協助保護第一線工作人員；召回退休醫生減輕人員壓力；大量採購抗原篩檢試劑，以準確診斷感染病毒的工作人員和患者；評估抗體檢測劑的效果，目的是檢測已感染者的數量和進行感染追蹤。三月二十九日、當時英國已有約九千名患者躺在加護病房床上，倫敦的卓越展覽及會議中心改裝成第一所「南丁格爾」醫院，開啟增加數千張加護病房床位的可能。

四月二十七日，COVID-19 已經擴散到使全球感染人數總計超過三百萬，僅在美國就有一百萬，全球已確定死亡人數為二十一萬零四百一十六人。事實上，真正的數字可能高得多，因為許多個案身處非住院環境中，沒有被診斷出來，包括讓人不忍卒睹的養老院工作人員及患者的死亡數量。全球亟需退場策略，某種可以讓 COVID-19 疫情結束的方法。但是如何實現呢？可能的解答，就是借鏡過去兩種最危險的全球傳染病：細菌引發的肺結核疫情，以及病毒引發的愛滋病疫情，並實施相同的疫情終結策略。面對這兩種疾病，我們結合不同的預防策略，加上準備一舉消滅這些微生物威脅的反擊。我們已經對 COVID-19 的解剖學、結構和遺傳學所知甚多，包括最重要的表面突棘精確的遺傳編碼序列，和整個以RNA為基礎，為了入侵、複製行為而編碼的基因組。肺結核因為發現了有效的化療方法而得到控制，HIV-1 也因為有效的抗病毒療法而得到控制。COVID 疫情退場策略很可能有部分會取自類似的做法，所實施的公衛策略必須以降低病毒感染傳播為目標，也希望有預防性疫苗可以納入。疫苗開發方面也有捷報：義大利兩組研究人員發現，COVID-19 變異十分緩慢，讓疫苗研發成功的機會更大。同時，我們必須找到有效的抗病毒療法，治療感染患者的病痛。

要治療肺結核，必須同時結合三種不同的藥物；愛滋病的療法也類似。意思就是，在考慮以單一療法治療 COVID-19 時，需要同樣審慎。但是肺結核和愛滋病是持續性感染，一旦進犯，牠們就永遠不會從患者身上或人口族群中消失。COVID-19 不是持續性感染，而是急性感染，橫掃人群的方式與流感一樣，患者是藉由免疫防禦的反擊，將病毒從體內清除，所以某一種有效的藥物可能可以治癒患者。但我們必須謹慎行事。以單一療法治療人數眾多的 COVID 患者，風險就是可能會出現對這種藥物具抗藥性的病毒株。若多種潛在的抗病毒療法或許能很快問世，那麼我們是否真的有必要冒這個險？

撰寫本書期間，大家看好的候選藥物之一是瑞德西韋（remdesivir），專門用來阻斷複製病毒基因組的病毒酶。其他替代療法也還在評估中，包括 EIDD-2801，也能阻斷病毒複製。另一種候選藥物是阿比多爾（arbidol），可以抑制多種病原病毒。其他潛在療法包括雷巴威林（ribavirin），一種治療呼吸道合胞病毒（syncytial virus）和 C 型肝炎的藥物，以及抗流感藥物法匹拉韋（favipiravir）。開抗病毒藥物的處方時，若還加上抗瘧疾藥物氯奎寧

（chloroquine）和羥氯奎寧（hydroxychloroquine），可能會提供額外或「輔助」的成分。整份可能的抗病毒藥物型錄洋洋灑灑，以上這些只是已納入考慮的幾種藥物而已。

如果肺結核和愛滋病當真提供了最佳線索，我們就必須擴大研究範圍，納入綜合療法，為感染 COVID 的患者找到有效的治療方法。

第十一章　馬基維利式病毒的啟示

十年前，一名原本健康的七十三歲加拿大男子因肩部疼痛去當地醫院就診。隨後他出現發燒、吞嚥困難、肌肉痙攣、全身無力等症狀。他的神經狀態惡化，顯得愈來愈暴躁易怒、嗜睡，和相當不尋常的併發症：口水分泌異常增加，多到嘴巴張開口水就會流出來。兩天後，他的四肢、身體開始痙攣、抽搐，在進入神經學家稱之為「去皮質僵硬」的狀態之前，他喪失了心智能力。去皮質在這裡的意思，是指大腦中功能較高的大腦皮質喪失功能。

醫院採取了一般的復甦措施，插管、對肺部進行機械通氣、往靜脈注射液體，也在無計可施的時候用了包括抗生素和類固醇在內的藥物治療。他大腦的電腦斷層掃描出乎意料地正常，但負責治療的醫生愈來愈懷疑這位病人體內到底出了什麼問題。他們問男子的親屬，他是否曾被動物咬傷。家人證實他確實在六個月前被蝙蝠咬傷了左肩，但認為沒有必要去看醫生接受治療。醫療團隊對他的頸部皮膚做了活體組織切片，採集他的唾液樣本，然後又採集血液樣本。所有檢驗現在都指向同一診斷，實驗室化驗結果證實了他們的憂慮：患者處於狂犬病晚期。醫生開始採用所謂的「密爾瓦基治療法」加以治療，但對這位不幸的病患而言為時已晚。儘管他在昏迷狀態下又活了兩個月，但已確認腦死，並在醫療維持系統撤離後過世。

驗屍顯示患者死於化膿病毒性腦膜炎，大腦皮質的顯微鏡檢查也證實，狂犬病病毒已經摧毀了患者負責高等心智功能的所有腦細胞。

如果這個可憐人在被蝙蝠咬傷之後立即求助，結果可能大不相同，使這個個案更像一場悲劇。只不過被蝙蝠咬了一口，就讓這位患者以如此恐怖的方式喪命似乎十分驚人，但實際上，約四千三百年前巴比倫《埃什努納法典》的作者，應該對這位患者噩夢般地死於非命的情景非常熟悉。古代當局頒布規定，如果主人沒有控制好瘋狗，讓牠咬人並導致被咬的人死亡，狗主人會被罰四十謝克爾（shekel）的銀子。

幾千年來，未經治療的狂犬病仍然十分致命。羅馬賢者凱爾蘇斯建議用熱鐵塊燒灼被狂犬病動物咬傷的地方，這種療法雖然痛苦，但如果在咬傷後立即施用，已經證實是有療效的。似乎很少人知道這種極端的治療方法，因此直到一八八四年法國微生物學先驅路易．巴斯德首度發展出狂犬病病毒疫苗為止，狂犬病一直是不治之症。即使在今天，巴斯德疫苗仍然是在被有狂犬病的動物咬傷時，最有希望能預防這種可怕疾病的方法。不過現在，還有其他的措施可以幫助挽救患者的生命——前提是我們能早期發現這種疾病。

狂犬病病毒是已知病毒中最奇怪、毒性最強的病毒之一，採取彷彿馬基維利般狡猾的策略來增加自己存活和繁殖的機會。牠是麗沙病毒（lyssavirus）屬的成員，名稱源自希臘字「lyssa」，意為「狂熱」，描述了病毒在受感染的動物，或有時在人類身上，引起的瘋狂特性。為什麼一種病毒會演化出這種可怕的策略，不僅殲滅受害患者，還會殲滅患者體內的病毒種群？答案可能很複雜，但至少反映了一部分的事實——受害患者不是病毒的天然宿主。

狂犬病和所有的麗沙病毒都是棒狀病毒的成員，感染的宿主範圍其多無比，包括爬蟲類動物、魚類、甲殼類動物、哺乳類動物，甚至某些植物。在巴斯德研究所專攻狂犬病的專家哈維・布赫育看來，狂犬病病毒是蝙蝠的共生夥伴，在蝙蝠身上不會引起任何疾病體徵。但同樣的病毒能夠「感染」各式各樣的哺乳類動物，包括狐狸、郊狼、胡狼、齧齒類動物，當然還有狗。從演化的角度來看，這些動物都被當成是消耗品。因此，病毒感染包括人類在內的非宿主物種，這種致死行為看似自殺，卻不會對病毒的生存構成威脅，因為病毒會繼續在宿主蝙蝠身上存活下去。儘管如此，我們也很難想像出比狂犬病病毒更邪惡的作案手法：在牠們比較不喜歡的獵物身上，牠們直搗黃龍、感染受害動物的大腦，造成無法控制的憤怒，同時也在動物的唾腺自我複製，讓受害動物在憤怒引發的狂熱中撕咬攻擊範圍中的其他生物時，能以最佳的方式傳播。除了消除生態競爭對手或對天然宿主的潛在威脅之外，很難理解這種做法的長期演化目的。或許我們應該自問另一個問題：病毒是如何在蝙蝠間傳播的？

蝙蝠是哺乳類動物目中第二常見的生物，約有一千兩百種；狂犬病病毒似乎不太可能與所有種類的蝙蝠共生。我們只是對狂犬病病毒與蝙蝠的共生關係不夠了解，無法提出確切的答案。但是，有沒有可能，以撕咬造成死傷的能力並未在與狗、人或上述其他任何一種哺乳類動物的關係中演化出來，而是演化成不同蝙蝠物種間競爭的一種策略？馬基維利式的行為如果是為了爭奪生活空間和資源，就完全可以理解了。

棒狀病毒（rhabdovirus）這個科的名稱取自希臘文「rhabdos」，意思是棒子。狂犬病病毒也真的是棒狀的，一端平、一端圓，讓牠實際上看起來像是超顯微子彈的形狀。病毒顆粒長一百七十奈米，包裹在脂質包膜中，保護病毒殼體，進而保護基因組。本書目前為止敘述的病毒殼體，都是以結晶狀的對稱二十面體呈現；而狂犬病病毒的殼體則與所有的棒狀病毒一樣，是以螺旋對稱的方式環繞基因組。除了蝙蝠，狂犬病可能可以感染所有的恆溫動物，但受害動物的易感性有高低之分：狐狸、郊狼、胡狼、狼最易受感染。令人驚訝的是，狗的易感性只算中等，但因為狗與人的關係密切，所以狗是全球傳播病毒給人類最常見的病媒。規劃得宜的犬類疫苗接種獸醫計畫可以降低這種風險。但這不能防止蝙蝠咬傷，或其他潛在的次級風險來源，包括貓；在北美大陸還包括浣熊和臭鼬等動物。

當狂犬病病毒進入易感獵物體內時，無論是無狂犬病的蝙蝠宿主咬的，還是有狂犬病的動物咬的，咬下去時都會帶著病毒穿過皮膚的屏障，讓病毒進入更深的組織。甚至只是被受感染的唾液舔到磨損的皮膚，或是直接接觸到眼睛、嘴巴或鼻子，也可能被感染。感染後，潛伏期從十天、一年或更長時間不等。被咬後，病毒首先在皮膚和肌肉細胞中繁殖，然後進入末梢神經，藉由末梢神經最後抵達大腦。病毒會在這裡發現最終的目標細胞：充滿大腦上半層的神經細胞。在人類體內，這些細胞掌管較高階的心智功能。

感染部位的疼痛和刺痛，伴隨局部抽搐性運動，表示疾病尚在初期；只有當病毒進入大腦時，患者才會表現出狂犬病的典型症狀和體徵，會按照兩種模式的其中一種發展。少數患者身上的肢體麻痺會逐漸加劇，最終導致死亡。但大約百分之八十的患者，包括本章一開頭的加拿大患者，會進入一種興奮的狀態，面部表情焦慮不安、脈搏加快、呼吸急促。英國報導的一個個案身上因為表現出這種心理障礙，以致患者的病情最初被誤診為是思覺失調症。這個階段的典型特徵，是面部肌肉的痙攣和麻痺，以及身體其他部位出現類似的抽動性症狀，病態性恐水症發作時的情形也是這樣。可憐的患者迫切需要喝水，但當他／她試著喝水時，即使只是看到水也會引起喉嚨和呼吸道肌肉劇烈的痙攣，伴隨極度恐懼的感覺。約一週後，患者會出現大範圍癱瘓、昏迷、心血管衰竭。

值得慶幸的是，狂犬病現在可能可以預防，甚至在感染後可以治療。例如，在北美、澳洲、日本、西歐的大部分地區，為狗和患病風險可能較高的人接種疫苗相當成功。即使有人被蝙蝠或疑似患病的動物咬傷，使用狂犬病免疫球蛋白治療，也可以避免這種疾病——但免疫球蛋白治療必須在感染後十天內施行。因此，即使到今天，狂犬病仍然是一種廣布全球的疾病，二〇一五年導致約一萬七千四百人死亡，是多麼悲哀的事。多數死亡個案都發生在非洲、亞洲，其中包含約百分之四十不滿十五歲的兒童。

只要天然宿主蝙蝠還存活，這種危險的病毒就不太可能消失。我們已經在其他大流行病和地方性流行病病毒身上，看到非常類似的現象，例如禽流感和水禽、漢他病毒和鹿鼠。這種現象讓人不禁想問一個至關重要的問題：自然界如何產生這種病毒、宿主間的共生關係？要回答這個問題，一次生物戰爭實驗導致人為造成的兔子瘟疫，或許可以給我們一點靈感。

★

野生歐洲兔於一八五九年首度引入澳洲，作為歐洲屯墾者的食物來源。因為缺乏天敵，兔子種群爆炸性擴張，大規模破壞農業綠地。一九五〇年三月至十一月期間，澳洲當局蓄意採取生物戰，以病毒感染野兔，意圖大量減少境內野兔的數量。為了達到目的，當局選擇的病毒是巴西棉尾兔的一種痘病毒，會造成巴西棉尾兔持續性的感染，並藉由昆蟲的叮咬傳播。在這個案例中，很重要的是理解「持續性」指的是病毒在首次傳播至宿主身上後，就永遠不會離開宿主，無論是個體還是整個物種。這種情況會促進病毒學家所謂的病毒－宿主「共同演化」的發展，指的是持續性的共生交互作用。

雖然兔子的痘病毒在宿主巴西兔身上引起的疾病很少，但科學家已經知道有些病毒株對歐洲兔而言極其致命，會引起一種名為「多發性黏液瘤」的疾病。一九五〇年三月至十一月期間，澳洲生物學家在澳洲東南部墨累河谷的五個田野試驗點，為實驗組的歐洲野兔接種了高度致命的病毒株。雖然原本沒有計畫要讓這次接種成為一次演化實驗，但事後看來，這是一次具有重要演化意義的測試模型。實際上，這樣的條件複製出一種可能發生的情境，就是已經在野外與病毒共同演化的某種兔子，可能會遇到從未接觸過這種病毒的物種。在這種情況下，病毒很容易跨越物種，產生「新興病毒感染」的模式。

新興病毒是造成大規模疫情、瘟疫大爆發的重要來源。近期的例子包括 HIV-1、伊波拉、漢他無名病毒、賴薩熱、禽流感、SARS，以及最近的茲卡病毒。生物學家之前曾在澳洲和歐洲嘗試過類似的、與多發性黏液瘤病毒相關的實驗，但每個實驗都未能達到實驗目的，控制欣欣向榮的兔子種群。隨著新實驗進行但又與先前實驗相同，收效甚微，澳洲科學家並不是那麼吃驚。在九個月左右的接種期間，病毒傳播似乎效果不佳。但是這九個月相對乾燥，而多發性黏液瘤病毒是透過昆蟲叮咬傳播的。在十二月時，潮溼的春天之後蚊子大量繁殖，傳染病突然爆發。多發性黏液瘤病毒的首選目標是兔子的免疫系統細胞，在看過多種不同的病毒後，讀者現在對這種模式應該頗為熟悉。

病毒一開始的目標細胞是兔子皮膚中的第二型主要組織相容性細胞，再擴散到鄰近的淋巴腺，然後進一步順著血液擴散到脾臟，以脾臟名為淋巴球的白血球細胞為目標。病毒在這裡複製、傳播，直到一公克受感染的淋巴腺或脾臟中，病毒的數量達到一億大關；血流會從這裡繼續傳播，導致幾乎全身的致命疾病。遭感染的兔子會表現出病理性的頭部、眼瞼和耳朵腫脹，身體、耳朵和腿部的皮膚長瘡，肛門生殖器明顯腫脹，明顯的眼膜發炎、流鼻血。這種病毒在共生夥伴巴西兔身上幾乎不會引起疾病，但對澳洲兔子來說卻是世界末日。

在疫情開始後的三個月，澳洲東南部面積相當於西歐的範圍內，百分之九十九點八的兔子都被多發性黏液瘤趕盡殺絕。觀察的科學家在這次冷酷無情的達爾文天擇中，近距離目睹病毒–宿主演化交互作用的潛力。但若沒有人類的刻意作為，自然環境中的天擇是不會這樣運作的。自然的相遇會是多發性黏液瘤病毒在天然宿主巴西棉尾兔的陪同下，進入敵對兔子的生態系統；這種時候，可以想見病毒表現出來的侵略性，將會「撲殺」澳洲對手，使巴西棉尾兔得以稱霸生態系統。這是我稱為「侵略性共生」演化機制的經典例子。但在這種人為導致的情形中，沒有演化對手會因為撲殺而獲益——這會澈底改變演化動態。雖然澳洲當局可能希望完全消滅野兔種群，但這並未實現，反而必定會出現另一種替代性的動態，遵循不同的侵略性共生模式。

對感染的抵抗力，就像辨識某種物質是否屬於「自身」一樣，是由染色體中被稱為「主要組織相容性複合體」的區域決定的。兔子和任何哺乳類動物都一樣，體內具有在各個兔子種群中演化出來的遺傳變異，對決定感染的反應十分重要。這些變異被稱為「基因型」。假設在整個兔子種群中，黏液病毒對某些基因型比對其他基因型更致命。因此，持續由同一種瘟疫病毒引起的傳染病，會不可避免地撲殺整個兔子種群中最容易致死的基因型。極高的死亡率意味著多數兔子的基因型都很容易受影響。但同樣的撲殺效果，對少數基因型、較不易致死的兔子影響較小。

組織相容性基因型是遺傳性的。一代又一代能抵擋致死因素的個體被選擇（再次顯示病毒持續一致的重要性），且選擇會不斷持續。一段時間後，鑑於兔子繁殖的速度很快，新兔子物種的基因型會出現，就算有病毒存在也能活下來——多發性黏液瘤病毒現在又選擇了一個新宿主。

在撲殺之後發生的，是病毒與新宿主的共生性共同演化，因此在短短七年內，病毒對新夥伴的致死率降低到百分之二十五。兔子和病毒間的共生關係一直持續到今天。如今迅速再度擴大的兔子種群，現在對先前侵略性共生夥伴的致死性，幾乎已經具備完全的抵抗力。病毒在生存和繁殖的演化需求，可以由與新宿主和夥伴的關係滿足。但有人可能會想知道，兔子從這種關係中得到了什麼？我們只需要想想，如果一種完全沒接觸過病毒的敵對兔子物種，進入這個共同演化夥伴關係的生態系統中會發生什麼事……

我們不僅目睹侵略性共生病毒如何保護宿主不受生態競爭對手的影響，還看到這種侵略性如何讓病毒與新宿主建立穩定的共生關係。以這種方式發展共生關係看起來可能無情，但這種觀點暗含道德批判。病毒完全只由生存和繁衍的原始演化力量驅動，是與道德無關的典型。

第十二章 人畜共通傳染病：追蹤伊波拉與COVID-19

一九七六年六月二十七日，在蘇丹南端靠近剛果民主共和國邊界的恩扎拉，一位名叫尤西亞的男子病倒了。恩扎拉是最近才從熱帶雨林腹地中開鑿出來的城鎮，疣猴仍生活在樹上，狒狒群落仍然在高高的草叢中爭奪領地。恩扎拉有兩萬人口，主要是阿贊德部落。鎮上有幾座磚頭蓋成的房子，屋頂是波浪鐵皮，但多數居民，包括尤西亞和他的兩個妻子，都住在以泥為牆、上覆茅草的「圖克爾」茅屋。六月二十七日，尤西亞生病了。他的前額開始作痛，並蔓延到整個頭部，嚴重到讓他噁心想吐。然後他的喉嚨開始極度疼痛，他向兄弟尤梭納形容說就像一團火球。尤西亞瘦削結實，這輩子從來沒生過大病，但現在他的舌頭乾得像繩子一樣，疼痛的潰瘍在臉頰上叢生，吞嚥口水也極度痛苦。不久後，他的胸部、頸部和下背部肌肉開始嚴重疼痛，一直延伸到雙腿。他的臉開始凹陷，失去了表情，只能躺在床上扭動、呻吟。尤梭納和他一起住在泥草搭就的茅屋裡照顧他，他身上的疾病正以令人心驚膽戰的強度和速度發展。

似乎沒有任何措施可以減輕尤西亞的痛苦。六月三十日，尤梭納覺得大事不妙，安排將尤西亞送往當地醫院。

恩扎拉的醫院是一間棚屋，有幾張鐵架床。藥房由一名護理師和一名本地醫生經營，醫生大部分時間都在獵猴子。尤西亞現在有痙攣性腹痛、腹瀉、嘔吐和虛脫。住院兩天後，他的鼻子和嘴巴開始大量出血，腹瀉變得血跡斑斑。血肉在他的骨頭上萎縮，直到他的臉活像一具骷髏，眼睛凹陷無神。七月六日，死神大發慈悲地降臨，讓尤西亞得以解脫。

熱病導致的死亡在熱帶地區司空見慣：瘧疾、傷寒、肺結核和昏睡病如影隨形，任何一種都可能導致類似的症狀和致命的後果。但這種疾病似乎與一般常見的疾病不同。很快地，其他人也開始生病，出現同樣難以忍受的症狀。事後證實，尤西亞是一種新興熱病的指標個案，這種使人發燒的疾病正在當地人口中迅速傳播。一段時間後，可以明顯看出發燒是因為近距離身體接觸而傳播的。在尤西亞的社區裡，傳統上病人會由妻子和近親照料，死者的屍體會在埋葬前由同一批親密的家庭成員清洗、清潔。沐浴儀式是以公開展示悲傷的方式進行，家庭成員會哭泣、撫摸屍體，親吻死者的臉。這種親密接觸現在導致爆炸性的當地傳播。八月時，傳染已經擴散到恩扎拉以東約一百二十八公里的馬里迪，這個城鎮有一間設備齊全的大型醫院。醫院老式的南丁格爾病房中，一排排的病床彼此靠得很近——熱病就在這裡蔓延，一視同仁地殺死患者和醫院工作人員，然後入侵鄰國剛果民主共和國，當時稱為薩伊。八月底，病毒入侵位於楊布庫這個城鎮的醫院。楊布庫在馬里迪西南約八百二十五公里處，位於橫跨赤道的奔巴地帶。一九七六年，這個區域有約二十七萬五千人的廣大人口。熱病在奔巴地區一家組織相對完善的天主教醫院再次爆發。

這次熱病的本質為何令人費解。有人說是黃熱病，但很少有患者出現黃疸。雖然這種疾病具有任何已熟知的熱病常伴隨發生的共同特徵，但也有奇怪的徵兆、症狀和體徵，與其他熱病規模不同，或就是異乎尋常。患者顯然對發生在身上的事情感到害怕：身上每個孔竅都在出血。有些患者變得迷糊、焦躁不安，彷彿腦子被抽空，使他們脫光衣服、爬到床下。隨著病況加劇，患者的臉開始詭異地毫無表情，雙眼凹陷、呆滯，就像一張面具，一掀開後面就是死亡。到這個時候，護理師和醫生也難逃病魔、一一喪命。病魔似乎勢不可擋，所有曾照顧患者的人無一倖免於難。當地的工作人員極為驚恐，拋下回天乏術的醫院逃走。虔誠的修女不論做什麼，似乎都無法帶來一絲安慰。再也沒有人敢清洗或埋葬死者。即使向監獄裡的囚犯承諾可以重獲自由，但連他們都拒絕移動屍體。從周圍村莊傳來的回報也同樣讓人驚恐。

驚慌失措的當地醫生，想必一定會向金夏沙的衛生部長呈報。痛苦不堪的求援呼聲一直傳到布魯塞爾——剛果民主共和國以前是比利時的殖民地，當時稱為比屬剛果。與此同時，與當地可怕病情有關的報導也引起位於日內瓦的世界衛生組織注意，大家愈來愈擔心這種傳染病可能表示有一種新病毒正在崛起。流行病學專家和病毒學專家受命從比利時飛往馬里迪、從英國飛往蘇丹南部，任務是找出這種可怕傳染病的原因。

一九七六年可能難以診斷出新興病毒。調查人員有幾種方式可以採用：第一步可以在患者的血液中尋找這種病毒的特異性抗體。這是非常初步的檢測，但需要可靠的病毒抗原來檢驗患者的血清。新興病毒的問題是沒有可靠的抗原，因此標準的血清檢測證實無效。在這種瘟疫橫行的環境中，要尋找新病毒還有兩種方法：可以替實驗動物接種受感染的血液或組織，然後在動物身上尋找病理效應；或者可以嘗試在各種類型的細胞培養物中繁殖病毒。以布魯塞爾為據點、經驗豐富的病毒學家史蒂芬·派登教授開始調查楊布庫教會醫院一名過世修女的血液和肝臟樣本時，採用了第一線假說。他認為他們面對的可能是賴薩熱，一種幾年前在非洲另一個地區首次爆發的出血熱。因此，他對賴薩熱展開適當的調查，包括以受感染的血清替老鼠接種。

還有另一種更令人擔憂的可能性：病原可能是出血熱病毒，但不是賴薩熱病毒。如果是這樣的話，派登研究了蟲媒病毒（arbovirus）的可能性。蟲媒病毒是藉由會叮咬的昆蟲傳播的病毒，由「節足動物攜帶性病毒」（'arthropod-borne' virus）簡稱而來。為了納入這種可能性，他用更多修女的血清替還沒斷奶的老鼠接種，同時對修女的部分肝臟做均質化處理，放入燒瓶內的細胞培養物中。接下來，他將一份肝臟樣本用福馬林處理後，寄給他的同事病理學家吉葛斯博士，吉葛斯博士會檢視病毒在接種老鼠器官內和身體組織內的影響。吉葛斯在二十四小時內就致電派登，說肝臟顯示出與肝炎一致的模式。當病理學家吉葛斯告訴他可以在肝細胞中看到「包涵體」時，派登的心跳漏了一拍：包涵體表示有病毒。但許多不同的病毒都會攻擊肝臟，很難診斷。

十月五日，派登致電日內瓦世界衛生組織的病毒疾病主任保羅・柏斯博士，並驚訝地發現柏斯已經知道非洲正在發生神祕的傳染病。事實上，柏斯現在告訴派登，世界衛生組織對此極為擔心。然而柏斯主任認為，派登的實驗室在因應危險病毒的配備上，比普通的醫院診斷實驗室好不了多少，發展中的情況對於常規的實驗室預防措施來說太危險。他指示派登將所有的樣本送到英格蘭波頓當生物安全四級的實驗室，這裡有適當的設備處理極具傳染性、高度致命的病毒。

其後數天，派登小心地將血清、肝臟活體組織切片、從受感染老鼠身上取出的部分大腦和他的培養物打包在一起，然後把所有的東西送到波頓當。當時，波頓當也收到了蘇丹的傳染病標本。波頓當一位經驗豐富的病毒學家爾尼．鮑溫拿這兩份非洲傳染病的標本進行了各種血清篩檢、細胞培養和動物接種，過濾各種可能致命的出血熱病毒，包括黃熱病、克里米亞－剛果出血熱、裂谷熱和賴薩熱。鮑溫與英國最有經驗的田野病毒學家之一大衛．辛普森在工作上往來密切，辛普森當時正在倫敦衛生和熱帶醫學院任職。鮑溫打電話給辛普森，討論派登也在思考的一種可能性：他們面對的可能是馬堡病毒。大約九年前，當迄今為止最致命的出血熱爆發引起醫學界和大眾注意時，這兩位英國病毒學家曾在馬堡病毒的首次臨床診斷中攜手合作。

早在一九六〇年代，猴子就被當成是適合醫學和生物實驗的實驗室動物。一九六七年，德國馬堡一處工廠的猴子飼養員身上發生了神祕的傳染病，世人因此發現馬堡病毒。不久，法蘭克福和南斯拉夫的貝爾格勒出現更多的人類病例。致病病毒的發現在當代病毒學界掀起了軒然大波——以前從未見過類似這樣的病毒。隨著病情發展，猴子和人類飼養員身上都會出現顯而易見的皮疹，往往會聚合在臉部、軀幹和四肢皮膚上，造成明顯發紅。第十六天後，患者的皮膚剝落、頭髮脫落、指甲掉落。患者中有七人的鼻子、牙齦和皮膚上曾抽血或靜脈注射的部位嚴重出血，還會吐血並從腸道排血。在最嚴重的個案身上，尤其是最終死於感染的患者，會進入意識模糊、昏迷的狀態，表示大腦和腦膜也受到病毒感染。這些症狀與馬里迪和楊布庫的患者回報的症狀非常相似。

在波頓當，經過廣泛的實驗檢測後，時任首席病毒學家戈登·史密斯資深助理的大衛·辛普森，是當時所有科學家中第一個真正看到導致馬堡傳染病大流行的病毒的人。辛普森後來告訴我，他在電子顯微鏡超高放大倍數下看到的東西，讓他幾乎不敢相信自己的眼睛：有些畫面中的東西看起來像猙獰扭動的蛇或蠕蟲；有些畫面中的東西構成環形，像甜甜圈；或像字母的形狀，如問號或逗號。這種古怪的病毒大約八十奈米厚，但牠們如蛇一般的圈型可以長達一萬四千奈米。他轉向操作電子顯微鏡的技術人員，像下命令似地求助：

「這他媽的是什麼鬼？」

這位英國病毒學家發現了一個當時無人知曉的病毒科，現在被稱為絲狀病毒（filovirus），名稱取自拉丁文「filum」，意思是線。牠們是地球上最危險的病原體之一。

當馬里迪和楊布庫的樣本抵達時，爾尼·鮑溫開始重複他們九年前在馬堡流行病期間做的檢測。與此同時，亞特蘭大CDC的生物安全等級四級實驗室中，病毒學家對蘇丹和剛果民主共和國正在發生的事情同樣極為好奇，包括病毒病理學部門主任佛萊德．墨菲，和特殊病原體部門負責人卡爾．強森。但是，如果沒有被正式要求介入，CDC也無能為力。當有傳言表示波頓當已經涉入其中時，強森打電話給鮑溫。雖然當時鮑溫被世界衛生組織限制要嚴加保密，但他向強森承認他懷疑是馬堡病毒，只是目前還不能確切證明。強森提議以美國開發的免疫螢光法檢測輔助，這種方法可以大幅加快檢測速度。鮑溫覺得有道理，他將死去修女身上取出的血清，連同一些肝臟活體組織切片的材料一起寄給強森。這些材料在十月十日抵達亞特蘭大。

這些樣本由強森的妻子派翠西亞．韋伯檢測，她當時在特殊病原體部門擔任他的助手。兩三天內，她發現死去修女的血清引起了培養細胞的細胞病變，表示有病毒存在。她將培養瓶中液態上清液的樣本送給佛萊德．墨菲，讓他在電子顯微鏡下檢查。佛萊德．墨菲是這麼說的：「我一把它塞進顯微鏡裡，就幾乎立刻看到了長而捲曲的絲狀物，絕對在所有病毒中獨一無二。牠看起來和馬堡病毒一模一樣，其他東西沒有長成這樣的。我脖子上的寒毛都豎起來了。」

他們發現了第二種同樣致命的絲狀病毒，並以剛果河的發源地伊波拉為病毒命名。一九七六年，蘇丹伊波拉疫情的整體死亡率為百分之五十三，剛果民主共和國則為驚悚的百分之八十九。此後，兩國反覆出現伊波拉的感染，但直到一九九四年才爆發大規模伊波拉疫情。之後，非洲各國的伊波拉疫情一再登上全球新聞，包括迄今為止最嚴重的二〇一四年西非疫情。對罪魁禍首病毒株的研究，已將「伊波拉」的稱呼擴展到絲狀病毒科中的一個屬。現在，伊波拉病毒屬包括對公衛構成重大威脅的多種病毒，有剛果民主共和國伊波拉病毒、蘇丹伊波拉病毒、雷斯頓伊波拉病毒（這其實發生在美國，但這種病毒似乎源於亞洲）、象牙海岸伊波拉病毒、班迪布交伊波拉病毒。二〇一四年，西非的大流行感染了約兩萬八千人，奪走了一萬一千多人的生命。

衛生當局正在考慮以全球監測策略，預測伊波拉病毒和馬堡病毒再度毀滅式爆發的危險，才有望預防未來的疾病和死亡。但還有一些重要的問題尚待回答。自從病毒首次在德國馬堡與非洲的馬里迪及楊布庫展現其致命能力以來，病毒學家百思不得其解的問題之一，就是病毒是哪裡來的？更具體地說，絲狀病毒在自然界的傳染窩是誰？

今天我們找到了問題的答案，這個答案可以協助將伊波拉和馬堡病毒，與我們在其他會造成大流行的病毒身上觀察到的東西連結起來。果蝠似乎是絲狀病毒的天然宿主。有趣的是，我們再次發現，這些可怕的病毒在與蝙蝠的夥伴關係中，似乎可以共存且不會引起任何疾病跡象。科學家仍在調查病毒如何從蝙蝠身上傳播出來，引發人類或其他哺乳類動物的流行病。人類流行病爆發的模式表明，當人類進入蝙蝠存在的生態系時，就會有一個人或少數人被意外感染；從牽涉其中之生態系統的性質，可以知道這種情形主要發生在雨林或森林中。同時，與漢他無名病毒或狂犬病等病毒不同，絲狀病毒可以輕易在人與人之間傳播的事實也令人擔憂。

伊波拉的發展還有其他令人憂心的含意。牠似乎與漢他病毒、賴薩病毒、HIV和SARS等其他新興病毒有顯著的共通之處——這些危險的新興感染，似乎是由於迅速擴張的人口愈來愈常接觸到自然界中的病毒－宿主關係。這些天然傳染窩被稱為人畜共通傳染病。更重要的是這種疾病對現今世界產生明顯影響：二〇二〇年疫情爆發的罪魁禍首COVID-19，也是一種與人畜共通傳染病相關的感染。

擔心歸擔心，如果能將COVID-19和已知的人畜共通傳染病加以比較，或許有助我們了解牠是如何出現的，並進一步探究在演化的層面上發生的事情。

要做這種比較，我們就得回到一九九〇年代漢他無名病毒爆發期間，與耶茨教授的對話。讀者可能還記得，他當時解釋了齧齒類動物與相關的漢他病毒間有極其密切的共同演化，改變我對病毒如何在演化層級上與宿主交互作用的理解。即使在與耶茨教授對話的當下，我也已經在思索，他以病毒學術語定義的「共同演化」，是否就是一般生物學家口中「共生」的同義字。我開始更仔細地研究共生。我採訪了共生學領域的領頭人物、已故的傑出教授琳．馬古里斯，幫助我更深入了解共生，以及與原始性共生相關的主題——原始性共生定義共生如何在演化層級上發揮作用。我愈來愈相信，病毒不僅只在某些時候遵循共生演化模式；所有病毒與宿主的交互作用都遵循著共生演化模式。病毒本質上就是共生體。

作為自然環境中共生關係發展的一部分，天擇通常會在病毒和宿主各自獨立、只對自己有利的層面上對兩者發生作用。但是，從共生的角度來看，天擇也可能在第三種層面發生作用，就是整體的夥伴關係。病毒從這種夥伴關係中得到的東西顯而易見：宿主提供自己的細胞和遺傳機制給病毒，使病毒能夠複製。但是，病毒對這種夥伴關係能有什麼貢獻呢？

本書後面的章節會再說明，病毒可以藉由許多方式對夥伴關係做出貢獻，從而增強、促進與宿主演化的成功。不過，許多病毒都有一種特性，或許能替夥伴關係帶來致命的優勢。大家只要回想一下自然節目中經常看到的情況，就是生物毫不留情地力求生存。在這場你死我活的掙扎中，病毒可能可以提供攻擊的潛力，力克敵對物種，甚至攻擊同一物種的敵對種群。

我在上一章討論了澳洲以兔子為對象的多發性黏液瘤實驗，並自問：如果病毒不是藉由病毒學家的試管進入環境，而是與天然宿主巴西棉尾兔建立動態夥伴關係，會發生什麼事情？答案顯而易見：巴西兔及身為同夥的病毒，現在很可能已經主宰澳洲的生態系統。現在在英國，我們也見證一場類似的搏鬥：原生的紅松鼠對上外來的美國灰松鼠，後者身上帶著共生的痘病毒一起入境。事實證明，痘病毒會置紅松鼠於死地，如果不實施地理隔離、拯救紅松鼠，紅松鼠就可能瀕臨絕種。我們從這種情況中看到，天擇在灰松鼠和痘病毒共生夥伴關係的層面上發揮作用，病毒為夥伴提供致命的優勢。松鼠的痘病毒，就像人類群體中的 COVID-19 一樣，遵循的都是「侵略性共生體」演化的必要條件。

病毒導致的諸多人類、動物疾病，都證實是源自人畜共通傳染病。超簡短版的疾病清單包括伊波拉病毒（蝙蝠）、漢他無名病毒（鹿鼠）、賴薩熱（齧齒類動物）、狂犬病（蝙蝠）、流感（水禽）、茲卡病毒（猴子和猿）、黃熱病（猴子）、SARS和MERS（據信是蝙蝠，但可能還有中間宿主，例如果子狸和駱駝）、HIV-1（黑猩猩）。人畜共通傳染病極為重要，科學家研究野生動物的病毒多樣性模式，希望有助於預測未來傳染病的威脅，讓我們能採取預防措施。從上文可以看到，蝙蝠身上藏了絲狀病毒和狂犬病，還是亨德拉病毒、立百病毒的宿主——這些主要在亞洲傳播、生物安全等級四的病毒，會對馬、豬、人類造成嚴重且可能致命的感染。我們是否應該對來自蝙蝠身上的病毒特別警覺？

蝙蝠與致命病毒看似極高的相關性，可能的解釋之一是蝙蝠與其他哺乳類動物相比，種類甚為多樣。但有一群科學家提出相反的結論。在蒐集全部現有資訊、了解所有會感染哺乳類動物的病毒後，他們統計出大約五百八十六種不同的病毒，會感染約七百五十四種哺乳類動物。科學家用這些資料設計了一個系統，讓他們可以計算每種個別哺乳類動物的「病毒豐富程度」，然後評估可能跨物種感染人類的潛伏病原體。他們的結論認為，鑑於蝙蝠種類極為多樣，再加上每種蝙蝠平均攜帶十七種病毒，遠高於任何其他哺乳類動物，因此與其他動物群體相比，蝙蝠更可能身藏會跨越至人類身上的病毒。

然而，同一個研究小組向我們保證，我們不必對蝙蝠杞人憂天。蝙蝠與人類少有交集，就算偶然相遇，通常也都是人類出於狩獵，或僅是碰巧闖入蝙蝠的生態系統。不幸的是，這些條件都與COVID-19可能的來源吻合：中國醫生追查源頭至活宰野生動物販售的武漢海鮮市場。但我們必須認清，問題並不在於蝙蝠或是自然界中其他各種病毒的天然動物宿主，而是與蓬勃成長的人口有關。人口擴張，導致人類因此不斷侵入林地與熱帶雨林等自然的荒野地區，不可避免地與野生動物有所交集。一九二〇年代，非洲開始出現愛滋病，就是人類獵殺黑猩猩取得野味鮮肉的結果。二〇〇二年的SARS，據信源自蝙蝠身上的人畜共通傳染病，因為中介宿主果子狸在亞洲被當成野味獵殺而爆發。現在，COVID-19看來也源自野味，模式非常相似。

一九一八年流感大流行時，全球人口只有十八億——了解這一點是很有意義的。今天，人口數量為七十八億，對全球生態平衡而言十分不幸。生物學家和生態學家記錄了大量的動植物滅絕，都是人類進犯陸地和海洋、在其間活動的直接後果；兇殘的疫情爆發，可能也是人類行為不可避免的後果之一。COVID-19疫情無疑是一項警訊，提醒我們：人類並非高高在上、不是地球生命的主宰。我們與棲息在地球上奇妙多樣的生命共享地球，仰賴其他生物，才有氧氣供我們呼吸、土壤和海洋中才有養分供我們為食、生物圈才能夠健全地供我們生活其中。影響至鉅的問題如氣候變遷、人口成長等，不可避免地入侵自然，導致新興感染與生態災難，都需要我們所有人，從個人、到政府、到更廣泛的國際社會，改變思維與行為，才是解決問題的良方。

第十三章　天性善變的茲卡病毒

二〇一六年，前往里約熱內盧參加奧運會的運動員，發現自己面臨意料之外的威脅。同年稍早，世界衛生組織宣布了全球公共衛生緊急事件，與一種名為茲卡的病毒有關，這種病毒導致被感染的母親生下有嚴重發育缺陷的嬰兒。運動員可能與大多數人一樣，從未聽說過茲卡病毒，但隨著這種病毒躍上世界各地的報紙新聞頭條，情況即將改觀。那麼，這個名字奇怪的病毒是什麼？從哪裡來的？為什麼會在突然之間使媒體如此恐慌？

其實，茲卡病毒早在一九四八年就已被發現。當時病毒學家正在烏干達的茲卡森林裡進行例行搜尋。在他們蒐集的一大堆斑蚊屬蚊子屍體中，茲卡病毒現身，當時沒有人知道牠是什麼。科學家在當地人身上取出的血清中檢測出對病毒的抗體時，才發現到當時為止，茲卡病毒對人類的感染尚未引人懷疑，他們發現了一種新的傳染性蟲媒病毒。

蟲媒病毒不是一個特定的病毒科，而是包含來自許多不同科的病毒大雜燴。牠們的共通點，當然就是以會叮咬的昆蟲為媒介而傳播的能力，牠們引起的臨床綜合症狀也有很多相同之處。茲卡被列為「黃病毒」屬的新成員，這類型病毒都是能造成大流行的壞蛋，包括黃熱病、西尼羅河熱、登革熱等惡名昭彰的例子。進一步的研究表明，雖然這種病毒是從許多不同的斑蚊身上分離出來的，但主要的傳播媒介是雌性埃及斑蚊。牠們在白天活動，為了產卵必須大量吸食新鮮血液。與其他惡貫滿盈的黃病毒表親相比，茲卡病毒似乎相對溫和。科學家起先在烏干達研究茲卡病毒時，發現人類似乎是不經意間的受害者，這種病毒的天然宿主似乎是森林猴和猿。甚至在遭到感染時，人類只會出現溫和的發燒、眼睛痠痛、關節疼痛、頭痛和斑點狀皮疹。但其他令人擔心的事情還在後頭。當流行病學家調查這種病毒在當地人群身上的傳播方式時，發現茲卡病毒藉由蚊蟲叮咬進入當地人群後，已經演化出透過性交、分娩和輸血而在人際間傳播的能力。令人訝異的發現還不只這些。

很快地，這種茲卡森林的地方性病毒開始從非洲擴散，傳播到亞洲，侵入範圍形成一條細長但逐漸蔓延的赤道帶。牠悄然無聲地活動了六十年，直到二〇〇七年在密克羅尼西亞聯邦的雅浦小島上，以傳染病大流行的方式現身。五千多人遭感染，約占該島人口的百分之七十。

這種病從不至於危及生命，在人群中傳播幾個月後，似乎又逐漸消失。但實際上病毒並沒有離去。二〇一三年，茲卡病毒再次爆發，這次是在法屬玻里尼西亞，估計感染了三萬人。多數感染者都是無症狀的，即使是那些有臨床病徵的人，症狀也相對溫和。病毒從法屬玻里尼西亞傳到另外七個島國，感染了少數人，沒有造成死亡。然而，病毒再次改變牠的行為。儘管只發生在少數患者身上，但病毒首度引起嚴重的神經系統併發症。

這些併發症包括四十二個格林－巴利症候群個案，我們已經看過EB疱疹病毒偶爾也會導致這種末梢神經癱瘓的併發症。這種患者需要長期住院，其中十二名患者因涉及呼吸的肌肉癱瘓而需要呼吸器輔助。這些受害者中約有百分之四十三因為癱瘓的各種長期影響而永久殘疾。茲卡病毒感染不能再被視為是良性的。病毒也在同一時期跨越太平洋，向東擴展地理範圍，入侵新喀里多尼亞、復活節島、庫克群島、印尼，澳洲和紐西蘭也在二〇一二年登錄了第一個病例。

到二〇一五年，茲卡病毒在美洲大流行，包括巴西。次年年初牠入侵北美，到二〇一六年上半年，世界衛生組織警告，牠可能會擴散到美洲剩下的其他領土。醫療當局收到示警，病毒的行為再次發生變化。除了愈來愈多的神經系統併發症外，茲卡病毒還透過孕婦的胎盤損害胎兒大腦的發育。出生時頭小小的、或稱小頭畸形的嬰兒，他們令人沮喪的照片開始出現在報紙頭版上。同年，茲卡病毒可以經由性交感染一事在美國留下紀錄。這種發展促使CDC為美國國民發布前往受影響國家的旅行指南。指南上警告，沒有有效的抗病毒藥物可以治癒茲卡病毒感染。因此當局提供了降低感染風險的實際建議，並特別警告孕婦病毒對胎兒的危險，建議她們應該考慮暫緩旅行。其他政府，如哥倫比亞、多明尼加共和國、波多黎各、厄瓜多、薩爾瓦多、牙買加等受影響的國家，做得更澈底。他們認為直到對這種病毒及其風險更為了解之前，婦女應該考慮延後懷孕計畫。

只要仔細觀察黃病毒（flavivirus）和蟲媒病毒，就可以了解為什麼醫生會提高警覺。這個病毒科中名聲最差的成員就是黃熱病病毒，整個病毒科的名字也由此而來——「flavus」是拉丁文中的「黃色」，指的是因為病毒損傷肝臟而造成的黃疸。黃熱病瘟疫的惡名在歷史上如雷貫耳，牠在非洲的熱帶和亞熱帶生態系統中流行，加上瘧疾和其他傳染性疾病，導致非洲在歐洲人殖民擴張期間，被稱為「白人的墳墓」。黃病毒的其他成員包括登革熱，也稱為「斷骨熱」，以及稱為「出血熱」疾病之一的屈公病。這三種黃病毒均由埃及斑蚊傳播。其他不是黃病毒但也由昆蟲傳播的包括西尼羅河病毒、蜱媒腦炎病毒、B型日本腦炎和墨累河谷腦炎、聖路易腦炎以及其他林林總總的病毒。

包括茲卡病毒在內的蟲媒病毒相對較小，病毒顆粒直徑為三十七至六十五奈米，二十面體的殼體外層覆蓋著脂蛋白膜。黃熱病病毒是醫學史上第一個被分離出來的人類病毒。在識別出蚊媒和疫苗引入之前，黃熱病是折磨人類最致命的感染之一。從歷史上來看，黃熱病很可能是藉由奴隸貿易從非洲傳播到南美洲，結果現在黃熱病在這兩個大洲都是地方流行病。宿主傳染窩僅限於靈長類動物，包括人類。不幸再次感染相同疾病的患者，病況會特別嚴重。但對兒童或免疫力低下的人，例如糖尿病患者，即使是初次感染也可能致命。唉，與茲卡病毒一樣，我們目前各種抗病毒藥物對黃熱病都相對無效。二〇一三年，黃熱病在全球感染約十三萬七千人，導致四萬五千人死亡，多數在非洲。可悲的是，如果事先施打疫苗，就可以預防這些疾病和死亡。

二〇一六年十二月，演員托尼．加德納向《泰晤士報》記者卡雅．柏格斯透露，他在加勒比海拍攝BBC電視影集《天堂島疑雲》時感染了茲卡病毒。同年估計有兩百六十五名英國遊客據報感染茲卡病毒。對於病毒學家和參與公共衛生工作的醫生來說，茲卡病毒行為的反覆無常，尤其是併發症日益嚴重，讓他們看到一系列新問題。因此，當局再度對前往茲卡病毒流行地區的旅客發出公衛警告，二〇一六年前往巴西的運動員，面臨的就是這種情況。

但是運動員能怎麼辦呢？

他們為了這畢生可能只有一次的奪牌機會，已經花了多年時間備戰奧運。同時，因為很多女運動員都處於育齡期，所以必須提醒她們，若在當地懷孕，可能導致孩子出生時患有小頭畸形的悲劇。電視上反覆播放這些不幸嬰兒的畫面：由於大腦發育不良，造成寶寶顱骨的上半部萎縮。一月，巴西當局為降低風險，下令在奧運會前檢查設施，並給予一小隊現場操作人員詳細指示，消除任何可能造成蚊蚋滋生的地點。奧運會實際舉辦期間，每日按照計畫清掃；並確保薰蒸消毒維持在精確地點，以免對運動員和遊客產生不良影響。同時，英國等參與國家的衛生當局持續發布最新的旅行建議，包括「蚊蟲叮咬預防策略」。

從後見之明看來，這種病毒最初只是一小片非洲雨林中猴子和猩猩身上的地方性傳染病，後來只在一個世紀之內，就變成了對人類健康的全球威脅，著實可謂驚人。二〇一五年一月一日至二〇一七年三月一日期間，美國呈報了五千多個茲卡病毒感染個案，多數都是從美國境外的茲卡流行地區返國的旅客；但德州有六例、佛州有約兩百一十五例，被列為是由蚊媒傳播引起的本地感染。到二〇一六年八月，全球已有五十多個不同國家經歷了某種程度的茲卡病毒入侵當地及傳播。我們現在在和時間競賽，要加緊腳步阻止茲卡病毒成為大規模傳染病。世界衛生組織和CDC的意見一致：首要之務應該是開發能抵擋茲卡病毒的預防性疫苗。截至二〇一六年三月，各私人企業和醫療機構都努力要實現這個目標；有些單位採用了十分巧妙的生物學方法。

有一種叫做沃爾巴克氏體的共生細菌屬，會感染大多數昆蟲，在昆蟲的生命週期中產生不尋常的交互作用。例如，沃爾巴克氏體選擇性地感染昆蟲的性腺，選擇感染成熟的卵子而忽略成熟的精子，確保受感染的雌性會將細菌傳給她們的雌性後代。沃爾巴克氏體還會在幼蟲發育過程中，選擇性地殺死雄性後代。如果受感染的雄性成功存活到成年，牠們的變態會倒轉，因此發育成不育的「偽雌性」。有些種類的昆蟲，例如赤眼蜂，牠們的生殖會轉變成完全的孤雌生殖——雌性在沒有雄性伴侶的情況下產生完全雌性的後代。有幽默感的觀察者可能會認為這堪稱終極的女性解放。

沃爾巴克氏體通常不會感染埃及斑蚊，因此要應用這種奇異的共生交互作用解決茲卡病毒問題並不容易。但從其他昆蟲身上，我們已經知道同時被沃爾巴克氏體感染，會降低節足動物攜帶性病毒在昆蟲組織內繁殖的能力，因此降低昆蟲在飽食人類鮮血時傳播病毒的機率。有些研究人員一直在進行野外試驗，先用沃爾巴克氏體感染斑蚊，然後將牠們大量釋放到有著茲卡病毒等昆蟲傳播病毒，對人類構成威脅的生態系統中。例如，澳洲蒙納許大學的史考特・歐尼爾教授和他的團隊，十年來一直在從事這種以沃爾巴克氏體為基礎的疾病預防野外試驗。

二〇一六年三月，這支澳洲團隊獲得世界衛生組織核准，在巴西和哥倫比亞試行以沃爾巴克氏體感染埃及斑蚊，展開行動降低茲卡病毒的威脅。

唉，科學家沒有機會試行這種非凡的生態方法，因為在二〇一六年下半年，茲卡病毒再次改變行為。突然間，美洲的新個案數量急劇下降，病毒在全球的傳染性也同步逐漸下降。到當年十一月，傳染性已經降到讓世界衛生組織宣布，茲卡病毒雖然仍然是「極為顯著的長期問題」，但不再是全球緊急情況。巴西在二〇一六年回報約十七萬零五百三十五個病例；在二〇一七年一月至四月期間，新病例數量下降了百分之九十五，讓巴西當局宣布國家級緊急狀態已經解除。至於運動員參加奧運會的感染風險？沒有運動員在巴西停留期間感染茲卡病毒，反而有約百分之七的人感染了其他更容易預期的蟲媒病毒，包括二十七例西尼羅河病毒和屈公病個案、兩例登革熱。

那麼，為什麼茲卡病毒大流行會逐漸消退呢？

事實上，這種變化可能不僅僅是病毒本身的變化，而是病毒－宿主交互作用的變化。我們應該提醒自己，病毒是共生體，牠們的演化必須從病毒－宿主交互作用的角度加以理解。世界衛生組織應對茲卡病毒爆發的緊急委員會主席戴維．哈曼教授認為，感染人數下降最有可能是由於人類的「群體免疫」上升所致，或許是因為有很多人已經被感染。但是，我們應該想想那些更早之前的病毒行為變化。如果要說茲卡病毒的典型特徵是哪一種，那就是牠善變的不可預測性。哈曼教授的警告非常即時——茲卡病毒其實沒有消失，相反地，牠大幅擴展了地理範圍，並表現出能夠發現新傳播模式的威脅能力。

觀察和等待似乎是明智的做法。與此同時，面對病毒，我們應該始終保持警惕。

第十四章 肝臟的滋味

病毒性肝炎是當代人類最嚴重的瘟疫之一。這個全球性問題，牽涉到幾種不同的病毒。辨識出病毒性肝炎的致病病毒，是歷史性的大事，也是二十世紀下半葉極為吸引人的一項科學研究，並且澈底改變了流行病醫學和公共衛生的一些面向。相關研究還開發了製備保護性疫苗的新方法，包括首次應用基因工程準備疫苗。但病毒本身呢？當牠們發現肝臟這個目標器官時，會表現出什麼行為？這個器官是我們身體主要的生物工廠，廣泛參與食物的消化、各種蛋白質的製造，例如凝血因子，以及解毒和清除進入血液的潛在毒素。許多先前描述過的病毒性發燒在血液傳播階段時，肝臟是參與對抗病毒的重要一員。病毒會在肝臟大肆複製，但這對人體而言是好事，反而可以因此避免嚴重損傷。能有這種不幸中的大幸，是因為這些病毒的目標是肝臟的庫弗細胞，是網狀內皮系統原有的一部分，負責以免疫反應抵禦外來者入侵。真正的「肝炎」病毒，首選目標是被稱為「肝細胞」的肝臟腺細胞。

要理解這個關鍵的觀察結果，必須先了解肝臟這個人體內最大的腺體器官是如何運作的。在結構上，肝臟藉由獨特的微觀結構運作，稱為小葉解剖結構。因為它具有許多不同的功能，意味著肝臟是重要的器官，與心或肺一樣是生命所必需的。大家都很熟悉「肝硬化」這個詞，指的是肝細胞受到反覆或持續的損傷，嚴重損壞肝臟小葉結構的過程。肝硬化最常見的原因之一是長期過量飲酒：大塊大塊的小葉持續被破壞，再加上大面積損傷，摧毀了精細的小葉結構，肝臟提供的許多不同功能效率因而不可避免地降低。若有病毒持續感染肝臟，也可能引起與肝硬化類似的過程。

本書先前章節已經帶讀者看過能夠感染肝細胞的病毒，例如疱疹病毒、巨細胞病毒、EB病毒和黃熱病病毒。現代世界還受到五種不同類型病毒造成的地方性影響，就是A型、B型、C型、D型、E型肝炎，都以肝細胞為目標。這些病毒彼此之間沒有親緣關係，引起的疾病模式各不相同，因此醫療相關單位必須個別看待每一種病毒，檢視每一種病毒在生物分類上的特異性、結構解剖和傳播方式，以及最重要的，利用這些知識預防及治療每一種病毒。

A型肝炎（Hepatitis A）與脊髓灰白質炎病毒一樣，是一種微小核糖核酸病毒。各位讀者可能還記得，微小核糖核酸病毒的意思是以RNA基因組為基礎，非常小的病毒。在電子顯微鏡下，A型肝炎病毒（縮寫為HAV）的病毒顆粒看起來與脊髓灰白質炎病毒相似，兩種病毒也都藉由相同的糞口途徑傳播。就算是在病毒中，HAV也算是很小的，病毒顆粒直徑為二十七奈米。在微小核糖核酸病毒科中，牠的分類在腸道病毒屬之下，是一種糞口傳染病毒，血清型編號為腸道病毒七十二。HAV與其他腸道病毒不同，極難在細胞培養物中或實驗室動物身上繁殖，使早期的HAV病毒研究極其困難。HAV會引起「A型肝炎」，通常稱為「傳染性肝炎」，極易由糞口途徑傳染，經常感染兒童，潛伏期為二到六週。儘管HAV能抵擋胃的酸消化作用，又是在腸道內自我複製，但不會引起腸胃炎的症狀。這可能讓大家聯想到脊髓灰白質炎病毒也有類似的情況。HAV在腸道中複製後進入血液，由此得以入侵肝細胞，引發肝炎的臨床特徵。但即便如此，生病的情形也可能很輕微，在引起注意之前就已經痊癒。在臨床上一開始會引起不適、腹部不舒服、發燒，數日內出現明顯黃疸。HAV很少引起嚴重的併發症，而且極少致死，真是萬幸。用科學界的行話來說，就是牠的「毒力」不高。

HAV會隨患者的糞便排出體外，在水中或潮溼環境中可以存活很長的時間。因此，這種疾病在汙水處理不足、個人衛生習慣低落的國家較普遍。全世界每年肝炎的感染比例高達數百萬人。為了預防A型肝炎的控制措施，包括保持良好的衛生條件，並在當局認為有必要時，藉由人體免疫球蛋白被動免疫，或接種A型肝炎疫苗加以預防。A型肝炎病毒相對良性的行為，與B型肝炎形成鮮明對比。

B型肝炎病毒，或稱HBV，是嗜肝DNA病毒科的成員。HBV與HAV一樣，也極難在實驗室中繁殖，導致一開始在查找致病病毒時進展緩慢。病毒存在的第一個線索，是遺傳學家巴魯克．塞繆爾．布盧姆伯格某次觀察中偶然發現的。他在一名接受多次輸血的血友病患者的血液中，發現了一種神祕的抗體。然後布盧姆伯格發現，這種神祕抗體與澳洲原住民血液中的抗原相配——結果證明這種抗原是B型肝炎病毒的一部分。一連串發現讓科學家最後得以確認，B型肝炎是一種會危及生命的流行病，且進一步開發了預防性HBV疫苗。一九七六年，布盧姆伯格還因此和病毒學家丹尼爾．卡爾頓．蓋杜謝克共享諾貝爾生理或醫學獎的桂冠；蓋杜謝克發現了克魯病的古怪原因。克魯病是某個石器時代的新幾內亞部落因為同類相食而引起的疾病。克魯病的成因，與導致牛的「狂牛症」和人類的「庫賈氏症」相同，都是傳染性蛋白、或稱「傳染性蛋白顆粒」異常引起的。

就像「嗜肝DNA病毒」這一科的名稱說明的，HBV的基因組以DNA為基礎，包裹在二十面體的殼體中，外面還有一層醣蛋白包膜封住。HBV的傳播與HAV大不相同，不是經由糞口途徑傳染，而是血液或體液接觸，包括女性的子宮頸分泌物和男性的精液。HBV與HAV的另一個不同之處，是HBV的潛伏期更長，首次感染後可能潛伏二到五個月不等。一旦進入血液後，病毒專攻肝細胞，在肝細胞中大肆複製，導致大量病毒又回到血液中。若不加治療，患者的血液會具有極強的傳染性，萬分之一毫升的患者血液就能感染另一個人，意思是就算只是皮膚或黏膜輕微的擦傷、破裂，也可能使病毒進入，再加上性交推波助瀾，使傳播進一步擴大，尤其是在男同性戀者之間特別常發生。或是成癮者會因為共用針頭或注射器被感染。

肝臟具有非凡的復原能力，包括在重大損傷後自我再生的能力。但也因為「結構造就功能」的獨特弱點，肝臟的小葉解剖結構必須完整。損傷小葉解剖結構會導致肝硬化，最終造成危及生命的肝功能衰竭。此外，罹患B型肝炎，也會增加額外的肝細胞癌風險。

根據世界衛生組織的資料，儘管預防性疫苗自一九八二年以來已經廣泛流通，可抵擋百分之九十五的病毒感染，但據估計，今天仍有兩億五千七百萬人患有B型肝炎。二〇一五年，HBV導致全球八十八萬七千人死亡，多數死於肝硬化、肝癌等併發症。這種疾病對世界各國許多人民來說是重大風險，且東南亞的西太平洋區域和非洲的感染率相對較高，這兩個區域估計都有百分之六的成年人口患有肝炎。全球也可以看到HBV和HIV感染之間的關聯，約百分之七點四的HIV患者同時也身患HBV。

HBV與HIV不同，沒有特定的療法。不過，慢性病毒感染可以藉由口服的抗病毒藥物緩解，因此延遲肝硬化的發展，並降低肝細胞癌的發病率。

一九七〇年代，科學家在HAV和HBV血清反應陰性的患者身上，發現了第三種肝炎病因。這種肝炎最初被稱為非A非B型肝炎，現在已經知道這是一種不同的病毒，稱為C型肝炎，或HCV。事實上，HCV是一種黃病毒，藉由受感染的血液傳播。與同科的茲卡病毒一樣，HCV也能夠藉由受感染孕婦的胎盤，感染子宮內正在發育的胎兒。奇怪的是，性交傳播HCV的風險似乎非常低，而且除了胎盤傳播外，其他途徑似乎都不會導致媽媽傳染給寶寶。與其他黃病毒一樣，HCV的基因組以RNA為基礎，病毒顆粒相對較小，約五十五至六十五奈米。

與HAV和HBV一樣，C型肝炎也展現出類似的全球傳播、高傳染性的模式。有些專家認為，在造成肝硬化和肝細胞癌方面，它可能比HBV更危險。二〇一七年，光是在美國，初次感染HCV的人數是五年前的三倍，使HCV成為美國最普遍的血液帶原感染。目前英國約有二十萬居民身患HCV，多數人通常數十年都沒有症狀，但最終會發展出肝硬化。C型肝炎和其他肝炎病毒還有一種特殊的病理交互關聯：如果C型肝炎患者同時感染HAV或HBV，可能導致肝炎惡化。因此建議所有的HCV患者，如果尚未接種HAV和HBV疫苗，要盡快接種。

在這種略顯沉重的情況中的好消息是，結合使用干擾素和抗病毒藥物，可以讓血液中HCV的含量降到檢測不出的程度。事實上，英國衛生當局目前認為，這種直接治療可能已經改善了英國國內死於HCV相關原因的統計數字。

D型肝炎，或稱HDV，是由一種屬於δ病毒屬的微小病原體引起的。這種病原體太小且有缺陷，單靠一己之力無法感染人類，只能在有HBV的情況中自我繁殖，HBV則充當「輔助病毒」。E型肝炎病毒，或稱HEV，在發展中國家較普遍，會導致類似HAV的不適。但是這種病毒不僅感染人類，也可以感染多種動物，包括養來吃的動物。HEV造成的疾病通常較輕微、會自己痊癒，但若患者是孕婦，可能會有導致肝功能衰竭的風險。HEV有四種病毒株，病毒株一號和病毒株二號僅限於亞洲和非洲，病毒株四號僅限於中國，病毒株三號則遍布全球。最近有些英國報紙警告，從歐洲進口的肉類中發現了這種病毒株，並特別提醒二〇一七年牠在英國感染了數萬名患者。在撰寫本書時，這些統計數字尚未得到英國政府網站（UK.gov）或英國肝臟信託基金網站的正式確認。然而，HEV的發病率似乎正逐年緩慢上升。

上述所有的肝病毒，都是所謂「新興感染」的例子。新出現的病毒感染既不受歡迎又嚇人，威脅地球上每一種生物——恐怕人類也不例外。有些折磨人類的病毒特別危險，因為牠們會入侵我們的基因組，在我們的基因組內自我複製。

第十五章　疣和所有其他東西

在彼得．萊利爵士為奧利弗．克倫威爾繪製肖像之前，克倫威爾向這位藝術家下達指令：「萊利先生，我期望您使出全身解數，將肖像畫得與我本人分毫不差、絕無美化矯飾。但請注意您在我身上看到的死皮、粉刺、疣和所有其他東西，否則我一分錢也不會付。」醫學界早已學會怎麼注意這些常見的疣，以及長疣可能代表的一切意義。

「疣」（wart）這個字，源自撒克遜語「warta」，對於長疣的醜陋情況，似乎是個恰如其分的狀聲詞。多數讀者都很熟悉從原本光滑一片的皮膚上突出的疣，狀似迷你花椰菜，可能成為玉手上的瑕疵，或讓玉足美中不足；有些人可能還在身體更私密的部位遭遇過這種羞辱。唉，我們這些脆弱的人類，被人性的需求和慾望驅使。生殖器疣通常是多發性的、具高傳染性，會影響女性的子宮頸、外陰、陰道，男性的陰莖、肛門周圍區域。較少見但可能更討厭的情況，是因口交而在口腔、喉嚨中長疣，男性、女性都會發生。鑑於病徵用眼睛就很容易看到的特性，自古以來，患者和醫生都很熟悉長疣的情形，也就不足為奇了。疣的另外一個稱呼「verruca」這個字是德意志醫生丹尼爾・森奈特在一六三六年根據拉丁語創造的，原意是從平坦一片的皮膚上突出的小丘。生殖器疣在臨床上稱為「尖圭溼疣」（*Condylomata acuminata*），取自古希臘語中的「condylomata」，原意是形容節或鈕，而「accuminata」則強調了疣大量繁殖的特性。希波克拉底想必很熟悉這種與「男歡女愛」有關的病症。

普通的疣，或稱「尋常疣」，會藉由與患者有皮膚接觸，或碰到受汙染的衣服或其他表面而傳染。一九〇七年，義大利醫生吉賽佩・裘佛的觀察結果，首度對疣具有傳染性一事提出鐵證，證明疣能藉由通過尚柏朗－巴斯德過濾器的萃取物傳播；科學家隨後也發現，致病的是乳突病毒。不幸的是，難以找到合適的組織培養物培養病毒，使更深入的病理學影響研究延遲了約六十年，人類因而受苦、英年早逝的代價想必非常可觀。

人對於影響身體較私密部位的疾病，總是免不了羞於啟齒。但醫生必須拋開與性行為相關的社會汙名或習俗，在臨床上維持冷靜客觀。子宮的癌症，特別是影響子宮頸的癌症，是最常發生在女性身上的癌症類型之一。希波克拉底也熟知子宮癌，但在近代之前，子宮癌往往要到末期才會被診斷出來，導致死亡率高得嚇人。十九世紀中葉在帕多瓦執業的外科醫生里戈尼·斯特恩，讓我們對子宮癌有更多理解。他有一次偶然觀察到修女死於乳癌的頻率與已婚婦女相似，但死於子宮癌的頻率低得多。因為修女經常是處女，這種現象意味著子宮癌與性行為可能有顯著關聯。流行病學家觀察到，性工作者更常罹患子宮癌，也增加了這種懷疑的真實性。已婚婦女的丈夫如果有大量性伴侶、包括妓女，罹患子宮癌的情形也更常見。

這些觀察結果，使科學家愈來愈懷疑子宮癌是因為感染而發生的。

雖然子宮和子宮頸在普通的臨床檢查中是看不到的，但婦科醫生找到方法，藉由檢查陰道穹窿檢視子宮頸表面。一九二五年發明的陰道鏡，讓醫生能更仔細地檢查子宮頸。現在我們可以從子宮頸的表層皮膚取活組織切片，如果把鑷子從開口中伸進去，也可以從子宮內膜中取活組織切片。隨後幾十年中，婦科醫生的聰明才智，使「子宮頸抹片」技術問世，從而推動了子宮頸細胞學的進步。

當時在澳洲，準新娘在婚禮前篩檢性方面是否有潛在的問題蔚為風潮，一位積極進取的婦科醫生好好利用了這種風潮。只要有適當許可，這也是對無症狀年輕女性進行子宮頸細胞檢查的大好機會。比較無性經驗年輕女性的子宮頸抹片，和年齡相近但已有性經驗女性的抹片，證實性活動確實與子宮頸細胞異常有關，這種異常則與癌前變化相關。一九六〇和七〇年代，更多流行病學研究發現，女性的子宮頸、外陰、陰道相關癌症，男性的陰莖癌症、肛門癌症，甚至男女都會罹患的某些口腔、咽喉癌症，都與性活動有關。所有跡象都顯示，這些疾病是某種傳染性病原導致的，而且愈來愈多人同意，這種傳染性病原可能是某種病毒。

然而，哪種病毒是最可能的病因，各方觀點不一，多數人認為是某種疱疹病毒。本書先前章節中已經研究過的疱疹病毒，是龐大而多樣的群體，會在人體中引發多種疾病，包括生殖器感染，還有和EB病毒有關的幾種癌症，這是與本章最相關的。著重疱疹病毒似乎非常合乎邏輯，但不是每個病毒學家都這麼認為。一九七六年，任教於愛爾朗根－紐倫堡大學的德國病毒學家哈拉爾德．楚爾豪森，在《癌症研究》期刊上發表了一篇單頁報告，駁斥多數人的觀點。楚爾．豪森認為，子宮頸癌的病因更可能是引起生殖器疣的傳染性病毒。他是這麼說的：「迄今為止，所有與子宮頸癌、陰莖癌，以及外陰癌、肛門周圍癌症有關的流行病學和血清學研究，都完全忽略了尖圭溼疣病原體。鑑於生殖器疣的局部性、藉由性交傳播、惡性轉型的回報病例數量，而且屬於一個特性明顯的致瘤DNA病毒群體等事實，這種病原體竟然被忽略，實在不尋常。」

致瘤的（oncogenic）意思是會誘發腫瘤。楚爾・豪森所謂的「特性明顯的致癌DNA病毒群體」正是乳突病毒；大家都知道牠是尋常疣的病因。不幸的是，楚爾豪森的觀點要再過大約三十年才能得到證實。二〇〇八年，他開創性的貢獻終於獲得遲來的肯定，與發現 HIV-1 導致愛滋病的弗朗索瓦絲・巴爾西諾西、呂克・蒙塔尼耶共享諾貝爾生理學或醫學獎的桂冠。

那麼，乳突病毒是什麼？這些病毒有何特殊之處，使造成普通疣的原因，變成可能導致危及生命的癌症變化？

如楚爾豪森指出，乳突病毒的基因組以DNA為基礎。以基因組為DNA的病毒而言，牠們尺寸中等，病毒顆粒平均直徑為五十五奈米，並且與許多小病毒一樣，沒有保護性表層包膜，基因組僅被我們很熟悉的二十面體殼體包住。談到病毒時，這類細節很重要，因為殼體蛋白質是病毒附著到人體目標細胞時的第一個接觸點。因此殼體蛋白質很可能在將病毒識別為「外來者」的過程中十分重要，隨後人體免疫系統才會因為有病毒存在而展開戰鬥。

乳突病毒（papillomavirus）是球形的，在電子顯微鏡下看起來狀似迷你高爾夫球。牠們是附屬於乳多泡病毒（papovavirus）科中的一個屬，同科的只有另外一個名為多瘤病毒（polyomavirus）的屬。兩屬病毒名稱中都有的「oma」，與醫學上「癌」（carcinoma）的用字中有相同的「oma」，絕非偶然——這讓我們警覺，這兩個病毒屬都已證實會導致癌症。

我們已經看到，多數病毒對宿主物種十分挑剔。這種特異性包括精確鎖定宿主身上的目標細胞，這種鎖定通常涉及病毒殼體、包膜與宿主目標細胞上的特定化學受體間的交互作用。人類乳突病毒鎖定的細胞是人體皮膚的複層鱗狀上皮細胞——其實病毒的目標比這種敘述更精確：牠只能在正在活躍「分化」的皮膚細胞中自我複製。「分化」指的是複層鱗狀細胞本身正透過有絲分裂複製。

這種不尋常的特異性，可以說明早期為什麼難以找到適合病毒生長的培養物，因為活躍分化的複層鱗狀細胞無法在傳統的細胞培養物中生長。此外，要了解疣病毒如何導致癌症，這種特異性同樣至關重要。有絲分裂的過程非常複雜，涉及整個人體基因組的複製，包括全部四十六條染色體；各位讀者可能還記得以前學校裡的生物課教過。乳突病毒可能進犯這個過程好自我複製——光是這個想法的含意就實在讓人難以置信。

人類乳突病毒，或稱ＨＰＶ，這一屬病毒中有一百七十種病毒株，一種病毒株相當於一個病毒物種。其中大約四十種病毒株能藉由性接觸傳播。這些病毒株會感染患者生殖器區域的皮膚細胞，有時還會感染口腔，男女都不例外。現在已知有約十幾種病毒株與性相關的癌症有關，包括子宮頸、子宮、外陰、陰道、陰莖、肛門周圍皮膚和咽喉，這些身體部位上都排列著複層鱗狀上皮。二〇〇二年，當乳突病毒與這一系列癌症之間的因果關係被發現時，醫學流行病學家估計，全世界約有五十六萬一千兩百個新癌症個案符合上述情況，因此光這一年就有這麼多病例可以歸因於ＨＰＶ。

科學家現在仍在仔細研究ＨＰＶ如何導致癌症。為什麼乳突病毒感染在普通疣的情況中，例如兒童長疣，引起的症狀這麼少，且通常都會自行消退，但在經由性交傳播時，引起的感染不僅經久不消，還可能導致致命疾病？

事實上，研究表明，多數乳突病毒造成的子宮頸感染，就像皮膚上的疣一樣，也可能不引起嚴重疾病就痊癒。在這種情況中，我們只能假設是身體原本的防禦能力抑制了病毒的存在。但是，被認定是特定血清型或「病毒株」的少數病毒，似乎更有可能導致子宮頸癌。造成病毒持續感染的其他風險因素，包括首次性交年齡過早、多位性伴侶、同時有抽菸習慣及免疫功能差。這些危險病毒株多數都是經由性交而感染，但偶爾也可能在懷孕期間由媽媽傳染給寶寶。

大約十年前的世界衛生組織通報估計，每年仍有大約五十萬婦女罹患子宮頸癌，其中約百分之八十發生在發展中國家。這些國家衛生資源匱乏，不太可能即時治療。二〇一八年，《刺胳針》期刊發表的一篇文章說明，超過百分之九十九的子宮頸癌病例與ＨＰＶ感染有關，其中約百分之七十可歸因於兩種特定病毒株，HPV-16和HPV-18。今天，我們更了解這些病毒如何攔截正在增殖的皮膚細胞ＤＮＡ，因此導致癌症。

在活躍分裂的細胞中，病毒存在於生殖基因造成的干擾，就是病毒對基因圖謀不軌的利器，導致宿主細胞的ＤＮＡ從這一代複製到下一代時出錯。複製ＤＮＡ時出錯，按照定義就是「突變」，後代的皮膚細胞不可避免地會繼承這些突變。一代又一代，同樣的病毒攔截過程不斷持續，因此分裂鱗狀細胞中的突變數量逐漸累積。今天我們知道，所有類型的癌症都是突變逐漸積累而產生的。一旦突變累積開始發生，儘管我們體內原本就有基因組防禦機制、儘管現代醫學幾乎無所不能，也不可能逆轉這個過程。

但了解病毒如何導致癌症，讓我們現在可以占據較有利的位置因應病毒，診斷出癌症時可以加以治療，包括手術、抗有絲分裂藥物和其他療法，例如聚焦放射療法。如果及早發現癌症，這些療法成功的可能性就會更高，但能否及早發現，取決於是否有井然有序、有效的篩檢計畫。更好的做法是一開始就防止癌症發生。及早教育年輕人，會有一定程度的幫助，讓他們知道如何降低風險。就算已經到二〇〇五年，ＨＰＶ在全球致死的人數，光是子宮頸癌估計就有二十六萬人。儘管多數致死個案都限於發展中國家，但即使在二〇一七年，CDC估計仍有約七千九百萬名美國人被HPV感染，且每年約有一千四百萬例新感染個案出現。有關當局還估計，當年度約有四千兩百一十名美國女性可能死於子宮頸癌。雖然各方最強調的是診斷的重要性，以利有效治療所有HPV癌症，但為年輕人接種疫苗的迫切性也不容忽視，避免感染已知的高風險乳突病毒株。

從病毒殼體蛋白製備的疫苗已經問世十多年。二〇〇八年，英國發起校園接種計畫，為十二至十三歲的女孩接種疫苗，到二〇一二年至二〇一四年，超過百分之八十六的種群已經完成完整的疫苗接種程序。到二〇一七年，蘇格蘭一項研究年輕女性HPV感染率的研究表明，在成功實施疫苗接種計畫後，女性HPV感染率下降了百分之九十。蘇格蘭健康保障部信心十足，預期未來幾年子宮頸癌的發病率也會大幅下降。涵蓋全英國、範圍更大的人口研究報告發現，少數族裔的女孩，尤其是亞裔女性，疫苗接種率明顯較低，接受子宮頸篩檢的比例也顯示出同樣的少數族裔差異。作者結論認為，英格蘭導入HPV疫苗接種，很可能會擴大種族之間本就存在的罹患HPV相關癌症之差異。

二〇一四年，食品藥物管理局核准嘉喜疫苗可在美國做為預防性療法之用，男女兩性皆適用，且有明確的年齡、免疫功能低下程度和性傾向相關的使用指南。儘管疫苗的負面影響相對較少，各州的疫苗接種率仍參差不齊；不過到目前為止，各州的接種率似乎都在上升。某些國家接種有限，可能削弱這種疫苗的功效。例如愛爾蘭共和國：儘管愛爾蘭據稱是歐洲子宮頸癌罹患率最高的國家之一，但二〇一六至二〇一七年，仍有一半符合條件的年輕女性拒絕接種子宮頸癌疫苗。愛爾蘭衛生當局十分關切此事，努力重新推動疫苗接種計畫，讓各地區的在地醫療主管機關再加一把勁，保護愛爾蘭女性未來的健康和生活。

HPV疫苗接種第二個同樣重要的面向是，只針對女性的疫苗接種計畫無法消除窩藏在整體人口群體中的致病病毒，還有同樣值得重視的男性罹癌相關風險。生活在這個開明的時代，藉由性交傳播的病毒會對所有型態的關係造成重大風險。如同美國當局已在美國推行的建議，要根除病毒來源，年輕一輩人人都必須接受教育與按部就班的早期疫苗接種計畫，才是在臨床上最有道理的做法。

第十六章 小人國裡的巨人

本書前面幾章檢視了病毒在各種人類疾病中的角色。檢視過程讓我們得以蒐集不少真知灼見，了解因為人類與病毒共享地球而造成的各種感染。其中我不厭其煩、再三強調的見解，就是病毒總能出乎我們意料。當我還是醫學院學生時，第一次在電子顯微鏡的強力放大倍數下，看到正在研究的噬菌體病毒奇異的美麗時，就是這種能力讓我留下了深刻的印象。但不管我再怎麼異想天開，我都沒有料到竟然有一天會在病毒的小人國世界中，發現事後證實是形同巨人般的東西。

一九九二年在變形蟲體內發現擬菌病毒時，即使是經驗豐富的微生物學家也感到震驚，難以置信。一群來自法國馬賽和英國里茲的微生物學家，在研究社區型肺炎（俗稱退伍軍人症）的病因時，偶然發現了擬菌病毒。在尋找致病細菌的新菌株時，微生物學家觀察到一種微生物，取自英格蘭北部的工業城鎮布拉德福德的冷卻塔。這種微生物和細菌一樣大，使用分類細菌常用的革蘭氏染色法時，染色的結果也像細菌，因此他們認為自己發現了一種新的細菌。微生物學家以發現地點布拉德福德為細菌命名，稱之為「布拉德福德菌」，科學術語是「布拉德福德球菌」。但當他們更仔細地檢視這項發現時，驚訝地發現牠根本不是細菌，而是病毒——儘管確實是一種非常奇怪的病毒。首先，以病毒而言，牠當真是奇大無比，病毒顆粒殼體直徑超過四百奈米；這個小人國中的巨人絕對無法通過尚柏朗－巴斯德過濾器。假以時日，遺傳學家還會發現，與一般病毒的基因組相較，牠的基因組更為複雜，甚至比一些小型細菌的基因組還要大。

因為這種新發現的病毒模擬成細菌的樣子，因此被重新命名為「擬菌病毒」，這項發現同時也在微生物學界引發了意見相左的兩難：牠只是獨特的異常，還是預示著微生物學將有令人興奮的新分支？其他微生物學家想來一定會在世界各地有水的環境中尋找類似的巨型病毒。後來的發現很快地證實，擬菌病毒只是預告了一個愈來愈大的巨型病毒群體即將出現。今天這個群體被歸類為「巨大病毒」，包括智利巨大病毒、鹹潘朵拉病毒倫比約餐廳蟲病毒。最後這種病毒是從墨西哥灣蒐集的海水中分離出來的，會感染一種能吞噬細菌的海洋原生生物，並以這種原生生物命名。

「感染」在這裡是一種非常粗略的說法，因為據目前所知，沒有任何一種巨大病毒在寄生宿主時，會使宿主生病或受到傷害。倫比約餐廳蟲病毒是擬菌病毒的遠親，但牠的基因組有更多的蛋白質轉譯序列。原生生物是單細胞有核有機體。「原生刮食生物」（protist grazer）的捕食行為，對海水和淡水生態中的碳循環而言不可或缺，意味著這些海洋原生生物與巨大病毒間可能有共生交互作用。海洋微生物學家柯蒂斯．蘇特爾是這麼說的：「我們對病毒在這個系統中的角色幾乎一無所知……但毫無疑問，海洋中有一個具有重大生態意義的巨大病毒群體，我們對其所知甚少——這種病毒不過是群體代表之一罷了。」

我們通常認為病毒的基因組非常簡單，因為牠們仰賴宿主的遺傳機制進行複製和生物性生命循環。但是這些擁有多達九百一十一個蛋白質編碼及蛋白質轉譯基因的病毒界巨人，讓人對病毒的存在產生更多疑問，包括源起與之後的演化。克拉佛希與艾伯格爾兩位法國微生物學家思考，巨大病毒的發現是否對病毒的定義本身、病毒多樣的形式和病毒最初可能的演化方式等概念構成挑戰。另一位法國微生物學家派屈克．福泰爾在論文《巨大病毒：重新審視病毒概念的衝突》中，同樣強調了打破傳統的兩難。他重新檢視某些五十年來與病毒源起相關的主流看法，強調多位作者現在都以自身對病毒源起先入為主的偏見，詮釋巨大病毒這項新發現，因此無法在更廣泛的微生物學領域，乃至整個生物學領域達成共識。在小人國裡發現巨人，無疑掀起討論熱潮。

生物學家從一位德國女性的隱形眼鏡中，發現一種驚人的潘朵拉病毒，棲息在變形蟲體內。回報新發現的生物學家，在病毒體內又發現了第二種非比尋常的居民「噬病毒體」，是一種更小的病毒，寄生在潘朵拉病毒體內。科學家以俄羅斯太空飛行器先驅「史普尼克」為這種噬病毒體命名。

科學家到今天還在持續研究巨大病毒，現在已經認定巨大病毒在演化上是一個科，由多個屬組成。其中某些病毒屬，例如以巴西原住民族的雷神命名的圖邦病毒，直徑超過一微米。另一個在奧地利克洛斯特新堡一處廢水處理廠中發現的病毒屬，稱為克洛斯病毒，甚至擁有更完整的蛋白質製造機制。二〇一七年，一群病毒學家開發了生物資訊散彈槍定序法技術，用途是在不同生態系統中篩檢是否有巨大病毒，因此稱這種技術為「巨大病毒發現者」。運用這種技術的成果，讓生物學家更為吃驚：他們在南極洲乾旱的山谷發現大量的巨大病毒。同一群生物學家繼續擴展研究範圍，包括許多冷、熱沙漠土壤樣本，以及苔原和森林土壤。最後他們做出結論：巨大病毒不僅經常棲息於水生環境，也廣泛存在於地球各式土壤中。

有些微生物學家認為，巨大病毒使病毒與細胞生命之間長久以來公認的界限變得模糊。有些人甚至提出觀點，認為牠們源自，或甚至定義了細胞生命的第四域。但是，仔細研究擬菌病毒、闊口罐病毒和潘朵拉病毒的遺傳機制後，科學家發現每一種病毒的演化源起都來自更小、定義明確，並以DNA為基礎的病毒屬。意思就是這些巨人是藉由從宿主獲得的大量基因和基因序列，擴大自身的病毒基因，變成現在的樣子；認為巨大病毒是細胞生命第四域的人因此大失所望。但這證實了更早的猜測，就是巨大病毒與宿主之間的關係，是一種緊密結合的遺傳共生關係。

病毒真正的本質和基本角色，生物學家一直到今天都還有新發現，本書後續章節中也會討論其中一些新發現。不為別的，只因為目前的進展顯示，現在就是釐清過時偏見，了解病毒本質的最佳時機，從現代演化生物學的角度重新檢視一些至關重要的問題。或許，我們應該從一個顯而易見的基本問題開始：

病毒是什麼？

病毒以前被定義為「遺傳寄生蟲」，但若進一步探索病毒，就會發現這個定義過於狹隘，無法涵蓋病毒實際上與宿主共享的各種交互關係。法國微生物學家福泰爾和潘傑西菲利在可能有所幫助的重新評估中建議，如果能認識到病毒其實是自成一格的有機體，應該就會進一步將牠們定義為「殼體編碼」有機體，而非細胞生命型態的「核糖體編碼」有機體。從這裡開始展開新頁似乎相當合理。為了真正了解病毒，以及牠們在生命源起和後續多樣性中更全面的作用，必須檢視病毒演化的基本面，這一點已經愈來愈顯而易見。演化生物學的濫觴，創始者查爾斯．達爾文，就是檢視的最佳起點。

當然，達爾文完全不知道病毒的存在，我們也不可能指望他對現代遺傳學或基因組學有任何了解，因為在他有生之年，大家對DNA和RNA都還一無所知。因此，達爾文能夠提出以天擇為手段的演化論，顯得更了不起。他知道理論若要行得通，一定要有某種能夠從親代傳給子代的遺傳系統；當時的人稱之為「譜系」。他同時還精準地預言，這種遺傳也必須能被改變。大自然只能從現有可供挑選的各種遺傳變異中，在相互競爭的個體或群體間「選擇」。今天我們知道，遺傳涉及繼承以DNA為基礎的特定資訊組合，就是所謂的「基因」。動物、植物等有性生殖的有機體身上，這個過程變得更加複雜，因為在形成卵子和精子等生殖細胞時，必須混合親代雌雄雙方的遺傳特性。這種混合父母雙方基因的過程，叫做「同源有性重組」，除了同卵雙胞胎之外，兄弟姊妹看起來仍會不一樣，就是這樣造成的。

在達爾文的時代，博物學家認為有性的混合有點類似液體的混合，也假設有性混合造成的「變異」，只要時間夠長，就足以產生新的物種。但是到了二十世紀初，隨著生物學家對基因和遺傳學的認識不斷增加，他們意識到，單一物種身上不管發生多少次有性重組，所造成的遺傳變異都不足以從舊物種中產生新物種。新物種的演化需要更強大的機制改變遺傳，而不僅僅是同源有性重組。儘管地球已經存在了數十億年，這個機制仍然強大到足以演化出今日世界豐富多樣的生命型態。

如果從這種遺傳的角度檢視演化變化，就會清楚看到演化的起點不是天擇，而必定是個體身上出現的基因變化，使這些個體比同一物種的其他成員更具生存優勢。如同達爾文的理解，這種基因變化確實會遺傳，而能夠遺傳的特性，使這種優勢可以首先擴展到家族成員身上，然後藉由持續的生存優勢融入當地種群，接著進一步進入演化物種的基因庫。物種基因庫發生變化的每一步驟中，達爾文的天擇都會發揮作用，正如他當年設想的情形。因為這種遺傳或基因組一再不斷地被天擇「選擇」的過程，才能驅動演化的變化從個體身上擴展到家族和基因庫。

今天，我們知道至少四種能夠以這種方式改變遺傳的機制，都是可定義、遺傳可證明的，包括突變（mutation）、表觀遺傳系統（epigenetic inheritance system）變化、遺傳共生（genetic symbiosis，遺傳學術語是原始性共生，symbiogenesis）、混種有性雜交或稱「雜交生殖」（hybridogenesis）造成的遺傳變化。取四種方法的英文第一個字母組成縮寫MESH，就可以輕鬆記住。

本書先前已經討論過與流感病毒相關的突變。突變的定義是DNA複製發生錯誤。在無性生殖中會發生在形成後代的過程裡，在有性生殖的生命型態身上，則是發生在所謂「減數分裂」形成生殖細胞的過程中。非生殖細胞的體細胞進行有絲分裂時，也可能發生類似的突變。體細胞突變與遺傳無關，因為不影響生殖系統。但乳突病毒那一章已經說明，重複的體細胞突變是癌症發病機制背後的關鍵過程。

表觀遺傳系統是一種大家不太熟悉、但又具有獨特重要性的遺傳變異來源，需要多一點說明。表觀遺傳學的基本概念，可以簡便地理解為在基因組中有一組各自獨立的機制，控制基因的表現。人類胚胎在母親子宮內發育的過程中，這些表觀遺傳機制扮演極為重要的角色，決定這顆受精卵會如何分化成人體內各種不同的組織和器官，在我們一生中的正常生理功能上，持續發揮至關重要的作用。表觀遺傳控制機制的紊亂，會導致先天缺陷和遺傳疾病。下一章會更清楚地說明原始性共生的機制，因此這裡我們跳過S，先看MESH中的H，雜交生殖。

在討論會引發大流行的流感病毒時，我們也已經看到雜交演化的例子。但病毒的雜交與有性生殖動植物的雜交，意義大不相同。有性生殖的雜交指的是兩種不同但通常密切相關的物種，藉由有性雜交演化。不熟悉演化生物學的讀者可能會想像，如果兩個物種密切相關，例如如果牠們的祖先相同，或許是五十萬年前從同一個物種演化而來的，牠們之間的遺傳差異就會很小——這個誤會可大了。物種在經過一段時間的演化，可能會因為各種過程，包括突變，而發生許多遺傳變化。混合雜交的結果就是融合現在不同的基因組，而一旦融合，就會在後代的遺傳多樣性上產生極大的演進。

前幾代遺傳學家認為，混合雜交不太可能發生在動物，尤其是哺乳類動物身上，因為認為這樣會導致後代細胞染色體含量古怪地翻倍，這種過程叫做多倍性。但我們現在知道，只要雜交的親代在遺傳上不太相似，雜交的後代就會有正常的染色體互補，稱為「同質多倍雜交」。近年遺傳學家發現，現代歐亞人類基因組是與其他關係親近的人種，如尼安德塔人或丹尼索瓦人雜交的結果。醫學遺傳學家極感興趣的，是讓演化得以發生作用的必要遺傳變化，與導致人類有遺傳和先天疾病的遺傳因素，出自相同的遺傳過程。

那麼，ＭＥＳＨ與病毒有什麼關係呢？

病毒利用與細胞生物非常相似的演化機制演化，而且病毒的演化速度其實比細胞生物快好幾倍。也因為病毒的本質在對宿主而言極其重要的基因組環境中與宿主有共生交互作用，使病毒有時會涉入ＭＥＳＨ系統導致的遺傳變化，從而改變宿主的演化。這種情況基本上就是一種演化的遺傳共生模式。本書稍後會回來討論病毒這個了不起的面向，但現在必須先進一步闡明病毒典型的本質。

第十七章　病毒是活的嗎？

二〇〇二年，紐約州立大學石溪分校分子遺傳學暨微生物學系的埃卡德・維默爾教授，在他的實驗室中以郵購的成分重建了脊髓灰白質炎病毒。實驗引來了興趣也引來了罵名。維默爾和同事想要達成的目的之一，是提出一個概念性，甚至哲學性的觀點：如果你知道病毒的遺傳「公式」，你就可以重建牠。事實上，他們甚至寫出了以下內容，據稱是脊髓灰白質炎病毒的化學式：

C332, 652H492, 388N98, 245O131, 196P7, 501S2, 340

當然，病毒不是某種簡單的化學合成物，只要有一張原子清單就可以輕易地建構出來。相關的構思必須具有生物和演化上的重要性，除此之外還必須結合各種力量，包括化學或核苷酸層級上的編碼等等，才能為公式賦予意義，否則結果看起來只會像一堆毫無意義的字母和數字排列。因此，雖然維默爾教授在推廣的觀念，似乎像是在說「脊髓灰白質炎病毒是一種惰性化學物質」，但其實他完全不這麼認為。當我問他，他認為病毒是活的還是死的時，他回答了一個神祕難解的「是」。

你必須好好想一會兒，才能體會到他不切實際的幽默感。

二〇〇九年，微生物學家莫雷拉和羅培茲－賈西亞提出更粗魯的說法，反駁病毒是活物的觀念。他們用的標題是「將病毒排除在生命樹之外的十個理由」。為了公平、清晰起見，我以易於理解的方式整理他們的論點如下：

- 病毒是活有機體的遺傳寄生蟲，只有在細胞型態的有機體、原核生物（真細菌和古菌）演化之後才能存在。
- 由於病毒是專性寄生物，因此不能在宿主體外進行獨立的細胞代謝。病毒不是生命型態。
- 病毒不自我複製。

- 病毒不藉由自身機制演化，只能透過從細胞宿主那裡借來的機制演化。
- 病毒獲得新基因的方式，是從宿主那裡「順手牽」基因。
- 有些最重要的病毒屬，起源僅是宿主基因組的遺傳分支。
- 以上描述可以看出，沒有任何有意義的生命演化樹（譜系學）可以用來描繪病毒。
- 病毒不是由細胞構成。因為生命只能從細胞的角度來定義，所以病毒應該被排除在任何生命型態的考量之外。

我們承認，這些論點思慮周詳。儘管這是我極不贊同的論點，但我有義務基於同等的清晰、以事實為基礎的科學原則，承認這些論點言之成理。

我要從哪裡切入？或許應該從我出奇贊同的幾個要點開始。我同意病毒不是細胞構成的生命型態，也同意病毒因此被排除在目前所謂的「生命樹」之外。然而，這並不是屈服於他們的論點，而是我堅持要有平衡的觀點。既然莫雷拉和羅培茲－賈西亞所指的生命樹，已經特別定義過以符合專屬於細胞的觀點，因此不可避免地排除了病毒。我認為，儘管病毒無法從細胞的觀點加以評估，但牠們具有許多生命獨有的特性。

病毒顆粒在宿主體外可能表現出惰性，但一旦進入宿主細胞，牠就具有許多我們認為可以稱之為生命的特性。牠在宿主防禦系統的險惡世界中，為了生存奮力掙扎，並在倖存下來之後，繼續努力複製自己，儘管要利用宿主的細胞和遺傳生理機制才做得到。因此，在這一點上，我同意莫雷拉和羅培茲－賈西亞的觀點，如果沒有宿主和夥伴，病毒就無法完成自己的生命循環。但是，就算有機體必須依賴生命中的夥伴進行自我繁殖，我們在考量何為生命型態時，也不會將牠們排除在外。有些細菌，例如會造成斑疹傷寒大流行的普氏立克次體（*Rickettsia prowazekii*），必須生活在宿主的細胞質中，仰賴宿主鼻息才能生存。如果我們更廣泛地看待關聯與依賴關係，蜂鳥和牠們共生的花朵夥伴，難道不是彼此依賴以取得食物、授粉嗎？蜜蜂不依賴從花中汲取的花蜜嗎？確實，產花蜜的花朵不依靠蜜蜂授粉嗎？我們人類難道不是依靠行光合作用的有機體，製造呼吸所必需的氧氣嗎？植物和其他各種有機體，難道不是依靠光合作用生物來製造必要的胺基酸、必要的維生素、必要的脂肪和其他營養素，讓我們能夠日復一日地生存下去？在自然界中，依賴另一種有機體來獲取生命的必要條件並不罕見——這是地球上絕大多數生命型態的典型常態。除了名為自營生物的細菌（這種不尋常的細菌可以從無生命的來源中獲取生存所需的東西），地球上所有其他的生命物種，都依賴其他的生命型態才得以生存。

至於他們提出,只有在有細胞型態生命出現,可供病毒寄生後,病毒才能存在的說法,我們來檢視一下證據。本書後續的章節中,我會提出論點,說明RNA病毒在RNA世界起源的時間,遠比細胞生物出現的時間更早。較早的理論認為,病毒演化的開端,是細胞宿主演化前的遺傳分支,但這也不太可能,因為大多數核心病毒基因都不存在於細胞生物的基因組中。這不排除某些病毒屬可能在演化的某個階段獲得某些宿主基因,但即便如此,我們也一定會發現,這也是所有生命型態演化的特徵,因此這一點完全不至於使病毒喪失被稱為活物的資格。在後續章節中,讀者會發現病毒以極其重要的方式對宿主的基因組演化和宿主生死的生態循環做出貢獻,基因交換和交互作用都是雙向的。事實上,隨著對基因組和基因組水平遺傳移動的能力愈來愈了解,就會知道情況比莫雷拉與羅培茲–賈西亞提出的更為複雜。至於病毒依賴宿主的遺傳及相關生物化學機制,從遺傳的層級而言,在共生關係中是非常正常的。生命樹中有為數眾多的遺傳共生體,而所有遺傳共生體都涉及這種交互作用。

任何一位病毒學家或流行病學家都會發現,病毒的生命週期有限。牠們在宿主目標細胞的環境中「誕生」,以特定宿主體內的特定細胞為目標,應該視為病毒的正常生態。牠們在這種環境中表現出可識別的行為、病理和演化發展模式，與我們預期在有機體身上看到的都相同。儘管病毒利用細胞宿主遺傳及轉譯機制的某些元素自我複製，但複製仍然是按照病毒自身基因組的編碼指令進行。子代病毒顆粒已經演化出一種型態，能夠拋棄宿主，移至宿主體外進入生態系統，在生態系統中以演化前的策略生存，意圖找到新宿主。與某些人想像的惰性化學型態相反，病毒顆粒階段更像種子，利用宿主的動力和各種行為模式，大肆擴張自己的勢力範圍。病毒就像種子一樣，只有在進入目標細胞的「土壤」時，才能充分發揮潛力。病毒像其他生命型態一樣也會死亡，會因為殺病毒藥物而送命，也會因為暴露在不具支持性的環境中或受到各種不同的物理傷害，而在自然環境中自然死亡。

愈來愈多證據顯示，病毒和細胞生命在演化和生命歷程中，本質上是相互依賴的，而不是先前過於簡化的獵人與獵物觀念。今天我們已經知道，從演化之初，病毒和細胞生命的三個域，就在具形塑能力的演化交互作用這個複雜迷宮中緊緊相連。過去的二十年間，對病毒的知識和理解，發生了翻天覆地的變化，讓我們看到過於簡化病毒是什麼及牠們如何演化的定義，有什麼不足之處。現在來看看把病毒當成「遺傳寄生蟲」的過時概念。

多數對於寄生的科學定義，都是一個有機體生活在另一個有機體體內或周圍，代價是會對後者造成傷害。如今可以看到這個定義過於狹隘，無法涵蓋病毒在與其宿主關係中扮演的各種互動性角色。要更有意義、更具包容性地定義病毒、病毒與宿主複雜的交互關係，就要採用「共生」的概念。病毒和宿主之間的共生關係包括：寄生，即病毒以宿主為代價，從這種關係中獲益；片利共生，即病毒和宿主共存而不損害宿主；互利共生，即病毒與宿主都從這種關係中獲益。因此，用「專性寄生物」這種更準確、更具包容性的定義，可以更有效地取代過時的「遺傳寄生蟲」。上文提到的細菌立克次氏體，也是宿主的專性寄生物。因為病毒依賴宿主細胞以實現重要的生物功能而拒絕承認牠們是生命，但同時卻接受表現出類似依賴性的細菌，在邏輯上是不一致的。

較早一代的演化生物學家，即所謂的新達爾文學派的思維，強調自私的競爭是演化的動力。雖然確實如此，但自私的競爭不再被視為演化成功的必經之途。生命不只是血淋淋的鬥爭，還需要仰賴無數活生生的交互作用，從個體生物層面的日常掙扎求生，到大自然的大循環，包括水、氧和碳循環。說得明白一點，如果土壤中不起眼的細菌消失了，或者昆蟲滅絕了，我們所知的所有生命都將不復存在。那麼，在自然界複雜的漩渦中，病毒究竟扮演什麼角色呢？有沒有可能，牠們從一開始就在地球生命的起源和多樣性中，發揮了關鍵作用？事實上，本書後續章節將說明，在所有生命依賴的生態循環中，病毒確實扮演關鍵角色。

我們可以理解，病毒與細胞生物是非常不同的東西。本書已經向讀者說明，許多病毒的基因組由RNA而非DNA構成，這種概念在細胞生命體上是前所未聞的。所有的細胞生物都是在由細胞壁包圍的空間內組織成形，擁有能夠將基因轉譯成蛋白質的核糖體機制。病毒不是細胞生物，牠們基因組包裹在殼體中，形成對稱的多面體或圓柱形，而且不具核糖體。前面提到法國病毒學家福泰爾和潘傑西菲利建議，要區分病毒和細胞生物，可以將病毒分類為殼體編碼有機體，而非核糖體編碼有機體。現在，我們來看莫雷拉和羅培茲–賈西亞的主張提出的另一個問題。

病毒是藉由順手從宿主身上偷走基因而演化嗎？

莫雷拉和羅培茲–賈西亞將病毒排除在生命樹之外，似乎是由於「巨大病毒是一個新的生命域」這種主張而導致，實屬不幸。我同意他們的觀點。證據顯示，這些病毒藉由從原生生物宿主身上取得大量遺傳資訊，擴展自己的基因組。我認定病毒是有機體的論點，並不是依賴於這個病毒群體。如果我們觀察整個病毒學的領域，會看到許多證據證實病毒是藉由一般的演化機制演化，不依賴從宿主身上順手牽走基因——正好相反。除了巨大病毒的例子外，借用基因的方向在許多情況中都是病毒借給宿主。

那麼，如何重新定義病毒，將現代對牠們的生物和演化理解納入考量？在這種基礎上，我要提出如下的新定義：「病毒是非細胞的殼體編碼專性共生體。」

這個定義與一項事實相符：仔細檢視現代資料庫中的病毒基因組，會發現自然界中只有少數病毒基因來自宿主基因組的基因移轉。例如，以RNA為基礎和以DNA為基礎的病毒，牠們對蛋白質進行基因編碼以自我複製的機制是共通的，但細胞生命型態中沒有發現這種機制。擁有二十面體的DNA和RNA病毒，牠們的殼體蛋白基因編碼機制也是如此。雖然過去生物學家認為有許多病毒，如反轉錄病毒或噬菌體，一開始出現時都是原核生物宿主的遺傳分支，但現在的證據表明並非如此。反轉錄病毒和噬菌體不是衍生自宿主基因組，而是擁有自己的演化譜系，就像任何其他生物群體一樣。

如果有人只將病毒視為化學組合，或者將病毒獨立出來，不考慮牠們與宿主的共生交互作用，就錯過了至關重要的一點：病毒是經歷了龐大且極其複雜的演化軌跡，才成為今天的樣子，就像人類自身的歷程一樣。病毒在宿主體外可能看起來無生理作用，但當牠進入宿主細胞，就會變形化身成牠作為活物的真正生物本質。

耗時費力地去了解病毒，顯然非常重要，對醫學、獸醫學和農業的意義已經顯而易見。但花心思了解病毒，還有另一個同等深刻的原因：病毒在宿主基因組內複製，使牠們不僅具有導致危險疾病的潛力，也使牠們具有改變基因組，從而改變宿主演化軌跡的獨特潛力。近期的研究表明，從生命在地球上出現開始，到今天發展出繁盛的多樣性，病毒都在生命演化中扮演重要的角色。為了理解病毒的角色，需要開放的視角，以更廣闊的觀點看待病毒，及病毒在自然環境中真正的共生潛力。昆蟲學界對病毒的研究雖然頗為駭人，但不失為能啟發人心的開端。

第十八章 啟發人心的恐怖和喜悅

棲息在菸草天蛾黃綠色毛蟲身上的集盤絨繭蜂，姿勢如外科醫生般精準，注射筒狀的產卵管正刺入這隻不幸生物的表皮。我在講座中向聽眾說明這個場景時，得用雷射筆強調黃蜂小小、黑色的身體，附著在牠相對龐大的獵物身上。黃蜂將卵注射到毛蟲的活組織中，看起來可能是一種簡單、有點令人毛骨悚然的寄生行為。但實際發生的事情沒這麼簡單。如果黃蜂的卵被單獨注射進去，無法在毛蟲免疫系統的攻擊中倖存下來，而是在孵化成幼蟲前被免疫系統摧毀。但跟著卵一起進入毛蟲體內的，還有一種微妙但致命的共生體，就是一種多去氧核糖核酸病毒。一旦進入毛蟲的活組織，病毒就會阻止毛蟲的細胞免疫系統攻擊注射入體內的卵，還會防止毛蟲變態為蛾的成蟲型態，保留毛蟲的階段當成黃蜂卵孵化的育嬰室。然後，這種病毒會操縱毛蟲的生化代謝機制，當幼蟲從被注射了卵的毛蟲體內孵化出來後，病毒會誘使毛蟲製造養分餵養正在發育的黃蜂幼蟲。等時機成熟，新一代黃蜂就會從毛蟲體內出現，將已經成為一具空殼的毛蟲留在原地。

自然界中有繭蜂和姬蜂兩個寄生蜂科，已經與多去氧核糖核酸病毒形成了侵略性的共生關係。科學家認為自然界中有數萬種不同的黃蜂，有些人甚至認為可能達到數十萬種。這種顯得殘酷的寄生模式，使達爾文在給植物學家亞薩格雷的信中驚嘆：「我無法說服自己，仁慈、全能的上帝會精心創造姬蜂科，意圖明顯就是要讓牠們以毛蟲的活體為食……」寄生蜂這種殘酷的生命週期，說不定就是恐怖科幻電影《異形》的靈感來源。今天，這幾萬種、或幾十萬種的寄生蜂，與同樣為數眾多的多去氧核糖核酸病毒形成共生同盟，成為整個昆蟲學世界中最成功的演化策略之一。

儘管在人類眼中看起來殘酷，但有些生物學家認為這種共生模式的運作，整體上有利於自然的平衡，黃蜂可算是形成某種生物害蟲控制，否則可能導致不受歡迎的昆蟲大量增加，使灌木和樹木的葉片大把大把地消失殆盡。

黃蜂這種靈巧的寄生策略，同樣狡猾地施展在各種昆蟲獵物身上。我們在許多不同的例子中，可以看到黃蜂以不同的方式全面攻擊昆蟲發育的各個階段，包括卵、幼蟲、蛹，甚至完全長大的成蟲。例如，玳瑁蜂科的黃蜂選擇以蜘蛛為獵物。專家是這麼說的：「這些蜘蛛既敏捷又危險，通常跟黃蜂一樣大。但黃蜂速度更快，會先迅速螫傷獵物，讓獵物動彈不得，然後將卵植入蜘蛛體內。」在哥斯大黎加，另一種黃蜂對長腳蛛科的銀腹蛛（*Leucauge argyra*）發展出特別的喜好。這種蜘蛛公認是令人聞風喪膽的掠食者，但在黃蜂和病毒的共生二重奏面前，也只能淪為俎上肉。在黃蜂螫刺使獵物無法動彈後，白色的幼蟲會附著在蜘蛛的腹部。隨著幼蟲啃咬、生長，不幸的蜘蛛會逐漸萎縮。

昆蟲和病毒這種複雜、多樣的共生夥伴關係，是何時演化的？還有，究竟是如何演化的？當遺傳學家檢視多去氧核糖核酸病毒的基因組時，發現這些病毒體內都保留了一個基因家族，意味著今天多采多姿的共生型態，都始於同一個夥伴關係。遺傳學家估計，這種原始的同盟可能出現在七千四百萬年前。讀者可能會覺得懷疑——這麼複雜的關係，怎麼可能源自這麼久以前的單一共生遺傳事件？但其實不必如此驚訝，因為人類細胞質內的粒線體，就是讓細胞能呼吸氧氣的能量包，源自約二十億年前，某種吸氧細菌與原生生物祖先的遺傳共生關係。這層遺傳共生關係，後來成為今天地球上所有的吸氧生命型態，包括所有的動物、植物、真菌，和我們稱為原生生物的吸氧單細胞有核生物。

集盤絨繭蜂的多去氧核糖核酸病毒基因組在二〇〇四年定序，當時發現基因組由三十個成塊的環狀雙鏈ＤＮＡ組成。事實上，多去氧核糖核酸病毒的基因組像這樣斷裂成多個各別的區塊，在病毒中是獨一無二的，因此才叫做「多」「去氧核糖核酸」「病毒」。那麼，我們對多去氧核糖核酸病毒及牠與寄生蜂的侵略性共生關係，到底了解多少呢？例如，在黃蜂準備就緒，產卵器深入毛蟲皮肉的關鍵時刻，病毒是如何包裹在卵上的？答案是，在這種特定的黃蜂身上，病毒基因組已融入黃蜂自己的基因組中。

並非所有多去氧核糖核酸病毒都以這種方式融合。在某些合作夥伴關係中，病毒只是感染黃蜂卵巢周圍的組織，當卵從卵巢中出來時，就會很順利地被病毒包裹。但許多黃蜂身上，這種共生關係已經深入融合，病毒基因組已經與黃蜂的細胞核結合，使這兩種完全不同的遺傳譜系形成永久的共生融合，也就是所謂的「合生基因組」。

演化遺傳學家煞費苦心地探索宿主和病毒基因組的合生同盟究竟是如何運作的。在一系列令人眼花繚亂的複雜步驟中，首先利用「病毒顆粒包裝系統」，將病毒基因組儲存在特定黃蜂細胞的細胞核內。這種特定細胞是卵萼細胞，位於雌蜂的生殖道內。在這一點上，兩個黃蜂科的新病毒繁殖機制是不同的。繭蜂體內的病毒顆粒是藉由卵萼細胞死亡、破裂而釋出，而姬蜂體內的病毒顆粒是出芽穿透卵萼細胞的細胞壁而釋出。無論是利用哪種複雜的遺傳機制，最終結果都是當卵還在雌蜂生殖道內時，就會被病毒包裹。因此，當黃蜂將卵注射進獵物毛蟲體內時，多去氧核糖核酸病毒也跟著進去了。

這種複雜的病毒與昆蟲交互作用不但驚人，也同樣有效到橫行無阻。但生命的本質，必然與互動脫不了關係。如同前一章已經提出證據，說明就算放大到全球，這種互動性仍然明顯；時間一拉長，就會看到關鍵元素不斷循環。儘管看似奇異，但就算是死亡也涉及這種元素循環：先前還活跳跳的軀體，富含活物的各種複雜機制，死後被分解成各種化學物質，轉而滋養土壤和海洋生態食物鏈底層成千上萬、各種不同的有機體。

舉例而言，氮就是一種重要的生態循環。當然，氮元素是一種氣體，我們吸入的大氣中高達百分之七十八是氮，是構成胺基酸、蛋白質和ＤＮＡ的重要元素。在植物體內，氮是製造葉綠素的關鍵，而葉綠素又是光合作用必不可少的。但要製造葉綠素，空氣中惰性的氮必須先轉化為更複雜的含氮化學分子——這就要依賴名為根瘤菌的細菌了。本來就存在於土壤中的根瘤菌，因為使用鞭毛而善於移動，會受到豆類根部分泌的一種化學物質吸引，稱為類黃酮。根瘤菌會侵入最纖細的豆科植物根部，稱為根毛，刺激根瘤的形成。根瘤菌在根瘤吸收大氣中的氣態氮，以氫將氮氣固定形成銨——從這裡開始，可以形成更複雜的含氮化學物質，然後化學物質會由植物吸收。植物為根瘤菌提供氧氣作為回報，讓根瘤菌的細胞呼吸；光合作用形成的碳水化合物，滿足根瘤菌基本的能量需求。這就是根瘤菌與豆科植物的共生關係如何構成氮循環的一部分，而氮循環對全世界都很重要。

然而在自然界中，許多「土生土長」的根瘤菌菌株，缺乏讓氮循環運作所必需的固定、結瘤基因。早在一九八六年，紐西蘭某個偏遠地區進行了一項園藝實驗，希望能了解大自然如何補救這種情況。植物學家以百脈根的生長為實驗對象，百脈根是一種豆科開花植物，歐亞大陸和北非都看得到。他們首先證實，儘管土壤中含有大量原生的根瘤菌，但都不能在植物根部形成根瘤。但是，當他們種植外層包裹一種根瘤菌株（稱為百脈根中慢生根瘤菌）的百脈根種子時，就解決了當地土壤的問題。這讓人不禁想問：這種補救方法究竟是如何產生的？

事實上，藉由更多基因實驗，植物學家發現，移植的百脈根中慢生根瘤菌已經轉移了六個基因的「共生島」給當地的非固氮根瘤菌，當地的根瘤菌因而改頭換面。但這個共生解決方案還透露了另一件事。從固氮菌株轉移共生島給非固氮菌株，只能靠共生島本有的「整合酶」基因發揮作用才做得到。像根瘤菌這樣的細菌沒有整合酶基因，但名為Ｐ４噬菌體的噬菌體病毒則有整合酶基因。病毒整合酶就是確鑿的證據，顯示還有一種關鍵的噬菌體與根瘤菌遺傳共生關係，想必曾在共生島演化的早期發揮微妙的作用。

根瘤菌的故事還發生了讓人欣喜的轉折。二〇一四年，在舊金山的谷歌科學博覽會上，三名愛爾蘭少女贏得開放全球人士參加的科學研究競賽。來自科克郡金塞爾社區學校的蘇菲·西利陶、艾梅·希契和希亞拉·卓居（Ciara Judge），以利用「自然界的細菌」增加作物產量的專案，成為十五至十六歲組的大獎得主。她們聽說二〇一一年非洲之角的饑荒，因而受到啟發，著手尋找某種方法協助提高第三世界國家的糧食產量。她們將希亞拉的家和花園改造成臨時實驗室，利用自然界本就存在、已知可以固氮的根瘤菌，測試數千種不同的植物種子，觀察在土壤中添加固氮根瘤菌，會發生什麼事情。透過系統性的測量、觀察，她們發現只要在土壤中添加根瘤菌，就可以加快大麥、燕麥等高價值作物的發芽過程，提高多達百分之五十的產量。

她們的獎品包括進一步資助獲獎專案的五萬美元，並與《國家地理雜誌》合作在加拉巴哥群島展示她們的研究，還有機會參與理查·布蘭森的太空計畫，未來可以進行一次外太空之旅。

第十九章 海洋生態

一九九四年某個宜人的九月天，我來到紐約洛克斐勒大學，採訪該校聲譽卓著的校長賈舒瓦·雷德伯格。早在一九五八年，他就是DNA研究的先驅之一，因為促進對細菌遺傳學的理解，而與愛德華·塔特姆和喬治·比德爾共享諾貝爾生理學或醫學獎的榮耀。雷德伯格和塔特姆的發現，基本上就是細菌其實具有某種形式的性生活。

當時，微生物學家都假設細菌只會以出芽生殖將遺傳資訊傳給下一代。但如果真是如此，後代的細菌都將只是原始菌株的基因複製品。雷德伯格和塔特姆的發現是，遺傳物質可以透過一種稱為「接合」的過程，從一隻細菌傳遞到另一隻細菌。這個過程可以看作是細菌身上相當於動植物的有性生殖，因為涉及供體和受體細菌之間的直接物理接觸。在這個過程中，一組遺傳物質會藉由稱為「線毛」的連接結構，從供體轉移給受體。這是細菌獲得新遺傳資訊的三種機制中的第一種。第二種機制稱為「轉化」，由細菌直接透過細菌細胞壁吸收新的遺傳資訊。這只有在其他細菌被破壞時才會發生，例如病毒造成細胞溶解，牠們的遺傳物質被釋出到環境介質中。第三種機制稱為「轉導」，透過噬菌體病毒入侵，導入新的遺傳資訊。噬菌體病毒與牠們的微生物獵物之間親密的交互作用，開啟了理解的新時代，讓我們重新認識地球生物圈的運作機制。

我採訪雷德伯格教授的那個時期，正好在研究新興瘟疫病毒這個主題。我相當驚訝地發現病毒居然不像多數醫生所以為的只是遺傳寄生蟲。我來到洛克斐勒大學，是要向世界上知識最淵博的專家之一提出相關的問題：病毒有沒有可能不僅僅是寄生蟲，而是如同在與宿主的互動關係中表現出來的那樣，是真正的共生體？這次採訪極為有趣，雷德伯格教授慷慨地空出了大半個下午的時間。他在回答我的問題時肯定地表示，至少在噬菌體病毒與牠們的細菌宿主身上，病毒的行為有時與我們對共生體的預期是相符的。他也說明，他對於這種情形是否適用於自然界其他地方仍所知不足，但鼓勵我去加以確認。我接受了他的建議。我探索得到的結果是肯定的：病毒學的許多領域都有證據，足以證明病毒確有共生行為。

某些最重要，甚至可說驚人的肯定答案，承襲自雷德伯格與微生物學領域早期學者發起的研究，特別是雷德伯格和同儕協助創立後蓬勃發展的病毒學和遺傳學兩種科學間的關聯。今天，許多證據都說明，病毒是終極共生體，牠們的本性迫使牠們與特定宿主形成各式各樣的共生關係，包括寄生、片利共生和互利共生。就像澳洲兔子身上的多發性黏液瘤一樣，這種關係有時始於侵略性寄生，後來經過變化，最終達到互利共生。早在一九七四年，賈舒瓦．雷德伯格就已經確信，噬菌體病毒能夠與細菌宿主建立這種共生關係。

病毒共生已經證實對海洋極其重要。海洋占地球百分之七十七的表面積，但因為海洋生態環境是立體的，所以對世上生存空間的實際貢獻遠不只這個比例。海洋生態中的主宰者不是虎鯨、成群的鮪魚或捕食的鯊魚，甚至不是珊瑚礁中五顏六色的無數居民——遠比這些簡單得多，多數是前面描述的原核生物，包括細菌、古菌，還有在顯微鏡下才看得到的單細胞真核生物，稱為原生生物。這些種群龐大的微觀生命型態，才是海洋食物網真正的基礎。直到最近十年左右，微生物學家才遲鈍地發現，「感染」這群微觀生命型態的病毒，也是構成這個生物圈的重要元素。這種被權威學者稱為「病毒東山再起」的新理解得以興起，是因為演化生物學、遺傳學、基因組學、總體基因體學和種群動態學等領域不斷擴大，拓寬我們的視野，看到病毒既是生命樹中必要的互動性物質，也是了解主要生態系統複雜動態的關鍵。

要說明為什麼病毒對海洋生態至關重要，必須進一步細察病毒及宿主細菌涉及的共生關係本質為何。這些共生關係關乎兩種非常不同的交互作用模式：「溶原循環」和「溶裂循環」，兩種交互作用本來就都與病毒的繁殖有關，不過一種被形容為「溫和」，另一種則侵略性十足。當入侵的噬菌體病毒與細菌宿主進入溶原或「潛伏」週期時，病毒會將自己的基因組融入宿主的基因組中，不然就會以圓形「複製子」的型態，留在基因組外的細菌細胞質中。雖然行為溫和，但病毒只是保持其「原噬菌體」的地位，沒有試圖完成病毒複製的溶裂循環。同時，每當細菌繁殖時，病毒基因組就會藉由出芽的生殖模式複製，原噬菌體會被傳給子代細菌。但過程中病毒會一直維持溶裂的能力，過一段時間後，某些刺激可能會引發改變，變成更具侵略性的行為模式。

在溶裂循環中，病毒以個別的遺傳物質樣態棲息在細菌細胞中。但這個時候病毒在細菌體內複製，是獨立於細菌生殖流程之外的，藉由劫持細菌的遺傳機制，滿足自己的目的。表現出這種行為的病毒被稱為「有毒力」的噬菌體，在宿主細菌內產生大批子代病毒。細菌細胞最終死亡、破裂，將子代病毒釋放到周圍介質中，再去感染周圍介質中更多的宿主細菌。這個發揮毒力、群體複製和後來隨著細菌細胞破裂而釋放的過程叫做「溶裂」，這個循環被稱為「溶裂循環」。

情況有時還會更複雜。例如，細菌有時會在繁殖過程中設法擺脫這些搭便車的討厭噬菌體。但是噬菌體病毒已經演化出狡猾的策略，反制細菌將其拋下、開溜的行為。自然界中有一種常見的噬菌體，名為P1，採用了被稱為「成癮模組」的防禦策略。這個策略需要有兩個拮抗基因，其中一個在宿主細菌中，表現得像某種穩定的毒素，對細菌具有潛在的致命性；另一個基因則表現得像為期不長的抗毒素，可以抵擋毒素的致命性。如果細菌在繁殖過程中設法擺脫噬菌體病毒，短期抗毒素的救命作用很快就會喪失，子代細菌就會暴露在毒素仍在發威的致命影響中。這樣一來，就可以確保細菌只有在保有善於操縱的病毒時，才能生存和繁殖。

今天我們知道，海洋裡不僅滿是細菌、古菌和原生生物的微觀生命型態，也充斥著把牠們當盤中飧的噬菌體病毒。過去二十年中，我們逐漸了解，這些噬菌體病毒與宿主原核生物密切的交互作用，是海洋生態環境的關鍵推手。二〇〇五年，柯蒂斯・蘇特爾在撰寫有關這個新興領域的評論時宣稱：「有生命的地方就有病毒。牠們是致死的主因，是全球地球化學循環的驅動力，也是地表上最大的基因多樣性儲存庫。」一公升地表海水中，通常含有一百億到一千億個病毒。但各位讀者，你我都不需為此驚慌——這些病毒絕大多數都是噬菌體，且往往迄今為止無人識別、研究，對我們而言無關痛癢。海中無數的細菌、古菌和原生生物，在生物圈中扮演關鍵的角色，將諸如碳、氮、磷等關鍵元素固定，形成有機化合物。噬菌體病毒專門感染這些微生物，藉由巨大的溶裂循環殺死牠們，牠們儲存的營養元素因此可以回收，成為海洋食物鏈的基礎。這些龐大的噬菌體溶裂循環，是維持海洋自然生態平衡、防止有毒微生物大量增加、將碳和其他營養素回收至其他微生物營養網絡的關鍵。

在人類看來，這些永無止境的生死循環似乎顯得殘酷、甚至可能違反直覺。但正如達爾文在一個半世紀前意識到，天地不仁——大自然絕無善意。只要回想一下我們的日常生活，就會發現人類也屬於同一個生死循環，這是地球上任何一種有性生殖生物的常態。現在我們知道，噬菌體病毒是生物圈中最常見、最多樣化的生物性物質之一。據估計，地球這顆星球上，這樣的病毒超過十的三十一次方種，也就是數量約達一千萬兆的一兆倍，加起來比包括細菌在內的所有其他生物的總和，還要多十倍到一百倍。這些病毒貪婪地獵捕微生物，但牠們在這群獵物演化時也發揮了重要的作用，顯然在海洋生態中也是不可或缺的要角。

在各種生態系統，包括人類腸道缺氧的深處，愈努力地尋找病毒，找到的病毒就愈多，通常是迄今為止未知的病毒種類，在各自生態系統中的功能多半也不為人知。同時，儘管在生命初始直到今天，病毒都持續在生物息息相關的環境中扮演要角，我們卻才剛剛開始探查病毒在生命演化最初階段可能發揮的作用。

病毒的生命週期和基因組成，與三大域的細胞生物截然不同，但因為病毒自身的存在又必須仰賴與細胞生物的共生關係，所以病毒同時又在這三域內的每個層面與生物產生交互作用。與細胞宿主在本質上相異，但與宿主的交互作用又是必然——理解病毒共生的關鍵，就是結合這兩種概念。病毒必須劫持宿主的遺傳和代謝途徑，再加上能夠得心應手地操縱這些機制，使病毒有潛力透過所謂的「遺傳共生」演化模式，改變宿主的演化。與能改變宿主基因組的病毒構成遺傳共生關係，讓細胞生物獲得有潛力再度演化的益處，如果沒有病毒的貢獻，這種演化就沒有機會發生。

人類一直到最近才意識到，「病毒圈」包括病毒與無數宿主發生交互作用的交界區域，只要有發現生命的環境都不例外。科學家系統性地搜索每一個生態系確認病毒是否存在時，發現病毒是數量最龐大的生物物質，也才剛開始意識到病毒的基因多樣性（不同的病毒基因和基因序列的數量範圍）不遑多讓，細胞生物的基因多樣性總合也許只能瞠乎其後。這一點在近期對四個不同海洋區域進行的海洋病毒圈總體基因體分析中獲得證實。分析表明，這些生態系統中發現的大多數病毒序列，與當前基因資料庫中的任何已知序列都不同。科學家發現的基因多樣性非常高，表示現在還有數十萬未知的病毒物種。有病毒涉入的共生交互作用中，又新發現一些有助於藍綠菌演化的共生關係。藍綠菌對光合作用很重要，而光合作用又是海洋的能量循環以及我們呼吸的氧氣必不可少的。

到最近為止，對海洋中病毒的研究，多數都是以表層海水樣本為對象，這些研究證實，在每個檢測過的海洋系統中，病毒都是數量最龐大的生物有機體。但海洋生態系統更深處是否有病毒存在，又扮演什麼角色，我們知之甚少。二〇〇八年，某個國際海洋科學家小組提出一份史無前例的報告，說明病毒對深海底棲生態系統的影響，證實每一個深度的海域中都充滿病毒，從表層海水到深海沉積物無一例外。進一步的實驗顯示，不管在哪一個深度，超過百分之九十九的病毒感染本質上都是溶裂循環，包括海底邊界層，甚至深海沉積物。海中每一處都觀察得到大規模屠殺循環上演。

對於海洋生態中的病毒，研究雖然才剛起步，但已經可以看到病毒似乎在海洋地球化學循環中，扮演著重要，甚至可稱為必要的角色。這樣的發現，絕對使人忍不住要接著往下問一個重要的問題：病毒的生態作用是否僅限於海洋？

第二十章 病毒圈

二〇〇六年，在維也納的國際共生學會世界大會上，我協助辦理半天的場次，主題是病毒作為共生體的特性，這是學會議程首度納入這個主題。著名的演化病毒學家路易斯・比雅瑞爾教授擔任主持，與會的還有美國植物病毒學家瑪麗蓮・盧辛克教授，當時任職於奧克拉荷馬州阿德莫爾的塞繆爾・羅伯茨・諾貝爾基金會。大型演講廳擠滿了非病毒學家的聽眾，大家聽到病毒共生領域不斷擴大，都有些驚訝。不過整體而言，他們樂見我們對這個領域的貢獻，但同時又有點擔心許多共生交互作用可能會更形複雜、更難以釐清。

召開年會的前一年，瑪麗蓮・盧辛克寫電子郵件給我，說她對我在《達爾文的盲點》一書中提出的觀點很感興趣；我在書中比較了新達爾文主義和共生學如何看待演化的相同和相異之處。電子郵件附上她為《自然評論》期刊撰寫的評論，是一篇非常有趣的論文，同樣比較了這兩種理論觀點對新病毒演化的相同和相異之處。她的結論認為，這兩種機制都能夠產生新病毒物種，但藉由原始性共生而演化，是機率最大的模式，得以實現許多導致快速變化或新物種形成的演化事件。她的評論發表於二〇〇五年十二月。

二〇〇七年，盧辛克教授和塞繆爾．羅伯茨．諾貝爾基金會的同事，在懷俄明州的黃石國家公園進行了開創性的田野實驗。植物學家已經證實，植物之間的共生關係，例如發枝稷和侵入植物組織的真菌，可以幫助某些稷草在這種乾旱、高溫的生態環境中生存。真菌和所有其他生命型態一樣，容易受到病毒感染。研究人員現在把重點放在黃石公園地熱土壤中發現的一種發枝稷，稱為多綿二型花，及其真菌共生夥伴管突彎孢黴。先前的實驗證實，若只有稷草或只有真菌，兩者都不能在高於攝氏三十八度的土壤中生存，但當兩者以共生結盟的方式同時存在，就能欣欣向榮。以前無人思考過是否有病毒存在的可能性。但是現在，當他們拿這種植物–真菌間的結盟關係，進行真菌病毒相關的基因序列篩檢時，證實發現一種未知病毒，說明這種結盟關係中可能有第三個參與者，一種幫助植物、真菌聯盟在乾旱環境中生存的共生病毒。

當他們「治癒」真菌的病毒時，發現真菌再也不能賦予稷草耐熱的特性。若將病毒重新導入，耐熱特性隨即恢復，進一步證實病毒的共生本質。他們以〈植物中有真菌，真菌中有病毒：耐熱特性所需的三方共生〉為題，發表了這項不同於傳統的研究。一年後，同一批研究人員擴大研究規模，在接種了四種不同病毒的各種植物身上，發現更多耐旱實例。在研究摘要中，他們不再將病毒稱為「專性遺傳寄生物」，而是「專性細胞內共生體」。

最近，盧辛克教授和同事開始利用總體基因體學搜尋，探索植物體內病毒的本質。二〇一一年，他們在題為〈大未知：植物病毒生物多樣性〉的論文中預測，全面的篩檢研究將揭示植物病毒多樣性的樣貌，遠超出我們目前理解的範圍。同年，由隸屬不同機構的病毒學家組成的團隊，發表了驚人的概論，描述他們稱之為「原核病毒圈」的情況。概論開宗明義確認，在過去幾年中，對原核生物病毒的主流觀點，已經從單純只有實驗室人員感興趣，轉變為大眾理解主要生態系統，甚至地球生物圈時的重要考慮因素。現在看來，真細菌和古菌與其病毒之間廣泛的交互作用，數十億年來持續扮演重要的生態角色，可能與細胞生物在地球上存在的時間一樣長。

這些知識淵博的科學家是被什麼東西說服，才做出如此開創性的結論？

首先，微生物學家現在發現，整個地球上可測量到的原核病毒種群，數量龐大得驚人。甚至海洋中最常使用的測量方式可能都低估了地球上病毒的總數，因為這些方式都只檢測最容易測量的有尾噬菌體，排除了無數其他主要的細菌及古菌病毒群，並且忽略包含在細菌和古菌基因組內的「原病毒」（provirus）微妙的存在。其他研究團隊，包括微生物學家和生物技術專家，已開始擴大應用相同的檢測方式，篩檢土壤中是否有病毒。

到當時為止，多數植物病毒學家最關心的都是病毒在植物病害中的作用，及對作物產量的影響。但到二〇〇五年，德拉瓦州立大學與田納西州立大學的植物和土壤科學家，開始在德拉瓦州土壤中六種不同生態系統中，研究病毒的數量和多樣性。同樣不出意料地證實，土壤中富含病毒的程度與海洋不相上下，乾重每一克的土壤中，都有數十億個病毒。和海洋研究一樣，他們發現土壤中的病毒群落以噬菌體為主，也發現與農作土壤相比，森林土壤中的病毒更形豐富；並且同樣不出意料地，科學家證實病毒數量與細菌豐富程度、水分、有機物質含量相關，而不是與任何特定土質相關。這支研究團隊還有更令人驚訝的發現，就是在相對死氣沉沉的南極山谷中，就算病毒數量在乾重每一克土壤中減少到只有數億個，也仍然很豐富。

這聽起來無疑與搜尋巨大病毒的成果有幾分相似。

微生物學家如今已經了解，這些迄今未知的病毒－微生物共生體，在各個生態系統中有多重要。上述南極研究發表一年後，又有一篇新論文問世。新論文的概述評估沿海環境中病毒種群循環的生態重要性：病毒循環會造成百分之二十到一百的細菌種群周轉率。這似乎與更遠處海洋中細菌種群巨大的循環溶裂，有相同的生態影響，使碳、鐵等關鍵元素及其他微量營養素，在同一環境中，從細菌生物質轉化成較小的原核生命型態。我們以前對土壤中病毒的生態重要性知之甚少，直到現在威廉森和其他人在各種不同土壤和環境中的發現顯示，儘管地球以水生環境為主，但土壤環境中微生物的豐富程度和多樣性，可能遠遠超過水域。

二〇一七年，威廉森和同事在一篇標題耐人尋味的論文〈土壤生態系統中的病毒：未知領域內的未知數量〉中強調，土壤病毒的多樣性仍然被嚴重低估，學界對病毒在土壤生態系統中的影響缺乏理解。瑪麗蓮・盧辛克在兩年前也做出同樣的結論：植物病毒總體基因體學研究亟需進展。

如今，各種水生生態系統中對病毒種群的新總體基因體學研究，都持續產出有趣的結果。檢測地點包括人造湖、南極湖、乞沙比克灣、無數水產養殖系統、黃石國家公園的溫泉和海底的熱液噴口。總體基因體學的探索也正在擴展到不同的土壤生態系統，包括南非開普植物王國的考格爾伯格自然保護區、祕魯的熱帶雨林、加州的沙漠、堪薩斯州的草原、日本和韓國的稻田土壤。確實，有些研究人員正在探索人類病毒組顯得限制重重、或是充滿異國情調的生態環境。

我們的身體完全接納我們每天生活其中，旅行時隨身攜帶的移動生態環境。對許多人而言，這些是他們寧可不去考慮的個人生態環境，但這些生態環境對人體健康和福祉都很重要。這種個人生態環境之一、堪稱其中最神祕的，就是盤踞在人體深處的潛伏病毒，例如單純疱疹、帶狀疱疹、淋巴腺熱和巨細胞病毒，這些我們似乎終生都無法擺脫的病毒。其他更明顯的生態環境，則是本書前幾章中提過的微生物群系，例如普通皮膚，尤其是像腋窩和腹股溝等較潮溼的部位；鼻腔和口腔；女性的話還要再加上陰道和生殖道；還有兩性都有的、最大、最明顯的微生物生態系統，大腸和結腸——微生物充斥其中，促進人體健康。

結腸中有大約一百兆個微生物細胞。鑑於本書正在帶領讀者了解地球各種生態環境，所以當各位發現結腸微生物同時也吸引了大量病毒出現，充滿整個環境，應該也不覺得驚訝。尋找結腸病毒最簡單的方法，就是檢查排出的糞便。健康人類的糞便，每克含有多達一千億個微生物細胞，主要是細菌，但也包括古菌和原生生物。對結腸微生物群系中的構成病毒，相關研究才剛起步，但已經證實了其中有動態的共生交互關係。

考慮到對人類病毒組的研究才剛開始，現在已經知道的是健康的結腸中棲息著大量噬菌體病毒，其中多數病毒的基因序列在任何現有的基因資料庫中都找不到。雖然這些病毒被稱為「病毒暗物質」，但這個名字沒有暗示任何邪惡的東西。這些病毒不為人所知，是因為之前都沒有人費心研究牠們。每個人一出生就與這些大量的細菌及共生病毒健康、和諧地相處。目前，就像地球上所有其他病毒組中的病毒一樣，總體基因體學以這些病毒作為分析的對象，也在研究特定病毒種群是否與健康和疾病的各個面向有關。

研究之一的目標，是要找出結腸病毒組與飲食變化的關聯。初步結果顯示，每個人都擁有自己獨特、相當穩定的病毒組，而且會維持很長一段時間。同時，不同個體的飲食習慣如果相同，確實可以察覺出兩者的病毒組會趨近相似，表示飲食真的會影響病毒組構成的元素。

有些研究利用在某些領域蔚為流行的糞便微生物移植，衍生一系列實驗，目前的重點放在糞便微生物移植對結腸病毒組的影響。例如，據報以這種方法，治療會導致食物中毒的困難梭狀芽孢桿菌引起的腸道感染復發，已經有一些成功的案例。也有人嘗試使用糞便微生物移植治療兒童潰瘍性結腸炎，據報改善情形短暫且有限。就像地球上所有生物一樣，我們似乎生活在充滿病毒的生態環境中，體內也棲息著另一個充滿病毒的生態環境。簡而言之，地球上的生物與共同演化的病毒，都在永無止境、深刻的共生交互作用中演化。人類和所有的細胞生物一樣，棲息在地球的病毒圈中，也讓病毒圈棲息在我們體內。這項非凡的發現，及在海洋、土壤、人體體腔內各種密切的共生交互作用，可能對地球上生物的歷史，以及目前現有的生物多樣性及持續演化，做出了貢獻。

某一科病毒確實與人類的演化緊密相連，與每個人息息相關。

第二十一章 胎盤哺乳動物的起源

二十世紀見證了自天花以來，肆虐人類最不手軟的新病毒。大家熟悉的名稱是人類免疫不全症病毒（human immunodeficiency virus），或稱 HIV-1，也非常熟悉這種病毒引起的致命傳染病——後天免疫缺乏症候群，簡稱愛滋病。我們還知道病毒來自哪裡：愛滋病毒與黑猩猩的一種病毒極為相關，稱為猴類免疫缺陷病毒（simian immunodeficiency virus），簡寫為ＳＩＶ。HIV-1 和牠的黑猩猩表親都是反轉錄病毒，也就是說，牠們是以ＲＮＡ為基礎的病毒，擁有自己的病毒酶和反轉錄酶，讓病毒在宿主體內感染目標細胞的過程中，得以將自身以ＲＮＡ為基礎的基因組，轉化為相對應的ＤＮＡ模板。就像在病毒身上經常看到的，這種目標細胞原本就會參與病毒入侵的免疫反應，在 HIV-1 的情況中是Ｔ淋巴球。HIV-1 將自己附著在Ｔ淋巴球表層膜的特定受體上。這種受體稱為ＣＤ４受體，會讓病毒包膜與細胞膜融合，協助病毒基因組進入細胞內部。進入細胞後，病毒會利用自己的反轉錄酶，將基因組轉化為ＤＮＡ，插入淋巴球的染色體中，成為產生子代病毒的模板。這種宿主染色體內的病毒模板，稱為「原病毒」，會指揮細胞的遺傳機制製造新的子代病毒，然後釋放到周圍組織中，最終進入血液。在血液中，病毒與其他宿主T淋巴球不斷重複複製過程，有時會擴大宿主細胞的範圍，感染其他淋巴細胞、巨噬細胞、樹突細胞，甚至腦細胞；所有這些細胞都被認定，細胞膜上具有ＣＤ４受體。

愛滋病若不治療，任症狀全面發威，會對人體免疫防禦系統造成極大損害，反過來又會導致伺機性生物體危及生命的繼發感染，包括巨細胞病毒、弓蟲、念珠菌、單純疱疹和許多其他微生物體。在免疫系統健全的人身上，這些微生物體通常不會引起如此難以招架的感染。另一種併發症是被稱為卡波西氏肉瘤的癌症，會影響皮膚和內臟。愛滋病的病因一直到一九八三年，呂克．蒙塔尼耶、弗朗索瓦絲．巴爾西諾西在巴黎巴斯德研究所發現 HIV-1，才解開謎團。

像 HIV-1 這樣的病毒不會憑空出現。新興病毒都來自已經存在的源頭，通常都是因為人類侵入自然界中長期以來的病毒－宿主共生循環。我們現在認為，HIV-1 是從長期感染ＳＩＶ的黑猩猩身上，跨越物種而來的。第二種毒力較弱的免疫不全病毒 HIV-2，可能是從類似的物種白頂白眉猴身上跨越而來導致感染，以白頂白眉猴為宿主的病毒株，與ＳＩＶ關係親近。到現在，讀者如果看到病毒在這兩種動物宿主身上很少、幾乎從不造成疾病症狀，應該不會驚訝了。

這種熱帶雨林病毒，是如何從黑猩猩和猴子身上跨越物種，感染人類的？

狩獵是最可能的解釋。當地的非洲族群有獵殺猿猴取得野味鮮肉的傳統，會使人類接觸到猿猴的血液，而有些猿猴感染了免疫不全病毒，可能藉由皮膚上的割傷或擦傷進入獵人體內。這種物種交叉感染模式在一九九九年得到證實，研究人員在黑猩猩體內發現了一種ＳＩＶ，稱為 SIVpz，基因序列與人類身上的 HIV-1 幾乎一模一樣。基因學家從儲備的人類血液中追溯 HIV-1 的源起，證實首起人類感染 HIV-1 病例很可能是居住在金夏沙（位於今天的剛果民主共和國）的一名男子。科學家結論認為，病毒跨越物種到人類身上的時間是一九二〇年代初期。一九六〇年代，當在剛果民主共和國工作的海地人返回位於加勒比海的島國家鄉時，也讓愛滋病從剛果民主共和國傳到海地。

其後幾十年中，愛滋病擴散到美國、歐洲，最後是全世界。到這個階段，HIV-1 已經演化成許多不同的「病毒株」或「亞型」，在人類宿主身上以各種不同的傳染模式傳播。例如，男同性戀或異性戀者會因為性交而傳染；非法用藥者會因為受汙染的針頭而傳染；或由媽媽傳染給寶寶。到二〇一六年，「M型病毒株」（M代表主要，major）已經感染了大約七千五百萬人，同年約有一百萬人死於愛滋病。與一九九七年，全球愛滋病患者死亡人數達到三百三十萬相比，已經大有改善。

如今，藉由高品質的監測、避免傳染給性伴侶和家庭成員的建議和措施，加上有效的多重藥物療法，愛滋病已經不像早年是死刑判決。有些人說這是「功能性」治癒，不同於從患者身上完全根除病毒的完全康復。二〇一六年，世上仍有三千六百七十萬人身染 HIV-1，男女人數大致相等。醫學研究還要花多久時間，才能找到大家盼望已久的澈底根治之法？現在還不知道。若考慮到 HIV-1 迷你的實體大小和同樣迷你的基因組，對要根除牠的治療意圖，這種病毒展現出非同小可的抵擋能力。我們忍不住想知道，這個細不可查的物體，如何設法在現代世界的微生物、治療研究與知識出盡法寶時偷天換日，讓這場對抗病毒的奇襲一打就是三十年？

這種病毒能一直存在，可能令人難以理解。我們強大的免疫監測系統，想必在 HIV-1 首次進入人體的血液和組織時，就已經注意到牠了吧？當醫生的我們從許多病原生物身上，都看到這個系統如何辨識病毒，然後利用抗體和免疫系統的各種細胞元素清除病毒，就像對付普通感冒、諾羅病毒，或多年前我給兔子和人類注射的噬菌體病毒。這場 HIV-1 與人體免疫系統的戰爭，有什麼不同嗎？

反轉錄病毒是非常古老的病毒，比哺乳類動物古老得多，甚至比最早的化石中發現的脊椎動物還要古老，有很多時間精進自己戰勝宿主免疫防禦的能力。HIV-1 採用的策略，是將自己隱藏在某種由人體自身分子組成的「隱形斗篷」中，因此人體的免疫防禦系統不會將牠識別為「外來者」。另一個 HIV-1 能成功造成大流行的行為關鍵，是牠的突變能力。反轉錄病毒與所有RNA病毒一樣，具有凶猛的突變能力。一九八五年，也就是世人注意到愛滋病大流行後的五、六年，感染個別愛滋病患者的病毒，已經表現出與初始序列相差百分之十二的包膜基因序列變異。六年後，佛羅里達州的愛滋病患者表現出百分之十九的變異，令人咋舌。HIV-1 在每個患者體內變異的速度快得出奇，單一個體體內的主要病毒株，會在這個個體被感染的過程中發生變化。這就有點像是每個患者都會演化出自己的病毒株，而且每個患者體內的病毒株都不是單一的病毒基因組，而是成群的 HIV-1 病毒相關版本，每一群都積極支持自己群內的病毒株，同時也瘋狂地變異並相互競爭。

此外，HIV-1 和 HIV-2 並不是第一種感染人類的反轉錄病毒。對人類基因組的研究表明，反轉錄病毒大流行早已多次席捲人類的祖先，甚至曾感染人類的前身靈長類動物。每種人類祖先物種的演化階段，從脊椎動物出現以降，都可以看到反轉錄病毒的身影，其演化意義毫無疑問非比尋常。要了解箇中含意，就必須剖析反轉錄病毒如何在宿主目標細胞內自我複製。

讀者可能還記得，反轉錄病毒使用病毒反轉錄酶，將自己的RNA基因組轉化為相對應的DNA序列，然後使用病毒自身的「整合酶」，將DNA序列插入目標細胞的染色體中。這種剪接反轉錄病毒基因組，插入宿主目標細胞基因組的過程，會形成子代病毒編碼基礎的「原病毒」。有時候，當反轉錄病毒在某個新宿主物種間造成大流行期間，病毒會使用完全相同的技術，將自身的病毒基因組插入宿主的卵子和精子等生殖系細胞，成為未來的個體。當這種情況發生時，插入的病毒基因組會遺傳給這個物種的後代，就像生殖細胞系基因組中的任何基因序列一樣。從遺傳的觀點而言，反轉錄病毒基因組具有強大的交互作用能力。

有人可能會搖頭，心想不知道這種病毒基因組進入宿主染色體的話，對被感染物種未來的演化會不會有影響、有什麼影響。但同時要考慮的是，這些病毒是同一個宿主的共生體，已經演化出操縱宿主生理和遺傳機制的能力。病毒基因出現在生殖細胞系和調節區域內的末端長重複序列（簡寫為LTR）中，有無窮的潛力可以改變宿主物種未來的演化。這是藉由「遺傳共生」演化的經典例子。現在發生在澳洲無尾熊身上勢不可擋的反轉錄病毒大流行病中，就可以觀察到反轉錄病毒是以這種方式插入自己的基因。

一個多世紀前，某種反轉錄病毒跨物種傳播，很可能是從囓齒類動物身上傳到無尾熊身上，導致澳洲東部的無尾熊發生大規模傳染病。就像人類的愛滋病一樣，這種疾病透過性交傳播。藉由觀察，可以追蹤病毒的動向：澳洲東北部幾乎所有無尾熊都被感染；沿海地區往南約一半的區域，有三分之二的無尾熊感染情況相似；另外三分之一被感染的無尾熊在南部；一個多世紀前引入東岸外海小島袋鼠島的無尾熊，則沒有受到影響——代表這種流行病是從東北部開始，並已向南傳播超過一個世紀。除了因島嶼的地理孤立位置而被隔絕的無尾熊外，所有澳洲無尾熊似乎都不可避免地會受到感染，顯見反轉錄病毒藉由性交傳播出奇有效。無尾熊的反轉錄病毒就像人類的 HIV-1 一樣，主要藉由白血病和淋巴瘤殺死了數百萬隻動物。與此同時，病毒也「內生」至無尾熊生殖細胞系中，有些無尾熊已經積累了多達一百個「原病毒基因座」，散布在染色體中。研究這種非比尋常的瘟疫病毒行為，可以了解反轉錄病毒如何在動物乃至人類的基因組演化中，發揮關鍵作用。

如果我們檢視哺乳類動物基因組的反轉錄病毒的構成元素，會發現染色體中散布著大量的原病毒插入片段。這些病毒插入片段被稱為「內源性反轉錄病毒」（endogenous retroviruses），簡稱為ＥＲＶ。在每種脊椎動物的基因組中，都可以找到內源性反轉錄病毒。牠們比第一種陸生脊椎動物出現得更早，在兩棲類動物、魚類、鯊魚和青蛙身上都可以看到反轉錄病毒。病毒的起源甚至可以追溯到更早的時間，因為在行光合作用的海蛞蝓「綠葉海天牛」身上也找得到牠。在海蛞蝓的年度週期即將到盡頭時，會發現海蛞蝓種群的身體組織中，充斥著反轉錄病毒。當遺傳學家檢視綠葉海天牛身上的反轉錄病毒基因組時，發現序列與名為加州海兔的海蛞蝓和紫海膽體內發現的反轉錄轉座子序列相似，兩者都棲息在美國太平洋沿岸。這些發現顯示，反轉錄病毒確實非常古老，且很可能在整個動物界的演化中發揮了重要作用。檢視內源性反轉錄病毒對人類演化的貢獻時，我們找到了非凡的證據證實這一點。

人體染色體包含二十萬三千個反轉錄病毒的原病毒插入片段，數量驚人——這是人類及人類前祖先時期中，經歷至少兩百多次反轉錄病毒大流行的結果。經年累月，這種反轉錄病毒遺傳澈底改變了人類的演化。理解這種演化模式的關鍵，是掌握演化的遺傳共生模式實際的運作方式，尤其是共生總體遺傳演化的概念。

當病毒基因組嵌入宿主生殖細胞系統時，兩個基因組結合形成一個新的「共生總體基因組」，包含多個演化譜系。因此，前宿主基因組和善於操縱的病毒基因組之間的交互作用，讓

「共生總體基因組」具有新的演化潛力。達爾文的天擇將不再僅從病毒自謀其利或人類自謀其利的角度運作，還會從宿主－病毒共生總體基因組的角度運作，選擇能提高共生總體生存潛力的基因組變化，摒棄會降低共生總體生存潛力的變化，就算這些變化適用於前宿主或前病毒的基因及調節元素也一樣。

在人類基因組中，反轉錄病毒插入片段被稱為「人類內源性反轉錄病毒」（human endogenous retrovirus，簡稱為HERV）。取決於不同定義，人類內源性反轉錄病毒由三十到五十個科組成，可以進一步細分為兩百多個不同的群和亞群。科學家認為，每個群或亞群都代表一個獨立的侵入性病毒譜系，證實了我們的靈長類祖先曾經歷次數繁浩的反轉錄病毒大流行。儘管這些大流行多數發生在一千萬年前，但仍有不少是發生在人類譜系與黑猩猩譜系分離之後，約七百萬年前。這些內源性反轉錄病毒移生中至少有十個，稱為HERV-K，是人類獨有的。

在漫長的共生總體演化過程中，病毒插入片段和宿主基因組間，有機會進行演化交互作用，獲得演化優勢。原病毒插入片段可能改變人類基因組的方式之一，是提供新的遺傳控制能力。這種能力來自病毒調節區末端長重複序列插入的大量片段，尤其是當它們位於靠近人類基因的位置時。如今檢視人類基因組時，是否有確鑿的證據顯示，天擇會從共生總體的角度以這種方式運作？

答案是壓倒性的「有」！

簡單地說，這些大量的前病毒遺傳調節區，現在正在積極控制人類基因，轉錄成牠們自己個別的蛋白質。系統性地過濾人類基因組中不同類別的調節區，已經發現會影響約五百三十三個人類基因功能的關鍵病毒基因序列。例如，名為 ERV-9 的內源性病毒調節區，已經取代了前宿主對 β－球蛋白基因簇的控制。β－球蛋白基因簇是一組五個基因，替我們血液中血紅素的 β 球蛋白編碼。

千禧年時，兩個獨立的研究小組發現人類內源性原病毒基因座的包膜基因，稱為 ERVWE1，對於人類胎盤結構的形成至關重要。ERVWE1 基因座被插入到人類七號染色體中，其病毒包膜基因 *env* 通常替病毒包膜的蛋白質成分編碼，現在則為名為一型合胞素的蛋白質編碼。一型合胞素在名為滋養層細胞的人體胎盤界面細胞中，有明顯的表現。滋養層細胞會融合在一起形成合胞體，是一種單一的融合膜，相鄰細胞壁之間的交界處沒有空隙。合胞素改變了滋養層的實質功能，轉化滋養層為融合細胞滋養層。這種合胞體是一種極薄的膜，形成母體和胎兒循環之間的界面，在懷孕期間深入子宮內膜。因為細胞之間沒有空隙，所以能確保所有來自母親的營養素和來自胎兒的廢物，都能通過細胞質進行生物過濾。胎兒身上的抗原一半來自父親，因此會被母親的免疫系統視為「外來者」。融合合胞體細胞層會將母體與胎盤中的胎兒循環分開，有助於保護胎兒，免受母體免疫系統的攻擊。

這種胎盤－子宮內膜界面，是所有哺乳類動物身上最細緻的一種界面。我們與大猩猩、紅毛猩猩、黑猩猩等巨猿體內都有這層界面，因此病毒基因座是「ERV」或稱內源性反轉錄病毒的一個例子，而不是人類獨有的「HERV」或稱人類內源性反轉錄病毒。另一種內源性反轉錄病毒蛋白，稱為二型合胞素，由六號染色體上的原病毒基因座 HERV-FRD 表現。二型合胞素會在胎兒那一側的胎盤界面層表現出強大的免疫抑制功能，有助於保護胎兒免受母體免疫系統攻擊。今天已知至少有十二個不同的內源性反轉錄病毒基因座，在人類生殖中扮演重要角色。雖然其中有些基因座的確切角色尚無定論，但其中至少有五個與胎盤有關。事實上，反轉錄病毒對人類繁殖、胚胎發育、免疫學和細胞生理學的貢獻，我們的相關認識才剛開始起步。

在人類胎盤中發現一型和二型合胞素後不久，又發現在其他哺乳類動物體內，這兩種合胞素蛋白質的關鍵功能會發揮類似的作用。例如，科學家在老鼠身上發現兩個非常相似的基因，合胞素A和合胞素B，在胎盤形成過程中的功能大致相同。為了測試這一點，科學家培育了一代體內合胞素A、合胞素B表現不足的老鼠，他們發現這種老鼠的胚胎胎盤，在細胞與細胞融合時會發生重大缺失，最後都不可避免地導致胚胎死亡，證實哺乳類動物基因組中，由病毒基因座編碼的合胞素，對於正常胎盤的結構和功能是必不可少的。

合胞素以及人類基因組內各式各樣內源性反轉錄病毒的各種其他貢獻，相關研究雖然才剛起步，但已經可以明顯看出這些病毒對人類的演化做出了深遠貢獻。愈來愈多的證據顯示，所謂的病毒包膜基因也與許多不同的人類細胞、組織、器官相關，多到讓科學家現在開始研究所謂的「HERV總轉錄本」。其實，人類基因組中有龐大的病毒組成元素，這一事實好壞參半。對內源性反轉錄病毒在胚胎發生中是否扮演重要角色，研究才剛剛開始。然而，合胞素和其他內源性反轉錄病毒基因有時發生畸變，也可能與人體胎盤異常、唐氏症的某些面向、妊娠疾病如子癇前症、子宮內生長遲緩，和一種名為絨毛膜癌的相關癌症有關。更廣泛而言，科學家相信在某些自體免疫性疾病、許多不同形式的癌症中，內源性反轉錄病毒都參與其中，扮演的角色有正面也有負面。

共生遺傳反轉錄病毒似乎確實讓我們必須直視一個極為重要的問題：反轉錄病毒在胎盤哺

乳類動物的起源和演化中，扮演的角色有多關鍵？

在發現兩種人體合胞素後，以蒂埃里．海德曼為首的法國研究團隊，準備回答這個問題。他們過濾了許多不同的哺乳類動物群體，尋找這兩種關鍵反轉錄病毒合胞素型基因的存在和功能。結果令人驚訝：研究人員證實，各種合胞素 *env* 基因變異，在他們研究的每個群體中，確實都發揮了相似的胎盤作用，包括具有一型和二型合胞素的巨猿，具有合胞素A、合胞素B的嚙齒類動物。現在還要加上兔類動物（包括兔子）、食肉動物、馬、蝙蝠、反芻動物、鯨目哺乳類動物（包括鯨魚、鼠海豚和海豚）、豬亞目、食蟲目（包括刺猬和鼩鼱）、非洲獸總目（包括大象、土豚和海牛）、異關節目（包括食蟻獸、樹懶和犰狳）。在每個測試的群體中，他們都發現了兩種關鍵反轉錄病毒合胞素的變異。

法國科學家沒有就此收手，而是將注意力轉向有袋類動物——這種動物與哺乳類動物密切相關，但生殖過程中不使用足月胎盤。我們熟知某些有袋動物，例如南美負鼠，在胎兒落入育兒袋期間，會使用非常短期的胎盤發育階段。當法國科學家檢視負鼠基因組，尋找是否有相同的關鍵合胞素時，發現了一種新的一型合胞素基因，並將之命名為 Opo 一型合胞素。進一步深究時，他們發現了第二個反轉錄病毒包膜基因，在所有有袋類動物身上被精挑細選地保存了八千萬年以上，包括南美負鼠和澳洲尤金小袋鼠。後來發現的這個包膜基因，具有免疫抑制的特性，換句話說，它的功能似乎與巨猿身上的二型合胞素相似。

在此之前，這些病毒是否在胎盤的源起扮演關鍵角色，或是否在更原始的胎盤演化後才出現，並幫助胎盤提高效率，尚無定論。短暫擁有胎盤的有袋類動物身上發現的兩種關鍵反轉錄病毒，回答了這個兩難的問題。研究人員總結認為：「卵生祖先留住的創始合胞素，是胎盤在一億五千萬年前出現的關鍵。」

箇中意義非常清楚。簡單地說：沒有反轉錄病毒，就沒有胎盤哺乳類動物。

第二十二章 病毒與生命的起源

我們所居住的世界難測神祕、處處驚奇，雖然我們經常心繫日常事務，不一定會注意到這一點。仰望夜空的壯麗奇觀時，其實也是在看著宇宙起源之謎，以及宇宙充滿變數的未來。天文學家估計，宇宙的歷史有一百三十八億年之久，著實令人瞠目結舌。用類似的方法估計地球的歷史，推算地球的起源大約在四十五億四千萬年前。當時冰冷、混沌的初始地球，無疑是毫無生氣的。才不過五億年後，類似細菌的活細胞就出現在化石紀錄中，真是難以置信。我已故的朋友琳・馬古里斯和她的兒子多利安・薩根，在兩人合著的《微觀宇宙》一書中，巧妙地掌握了世間第二大謎團的精髓——初始細胞生命型態的演化。許多細胞生命必不可少的代謝途徑，似乎都是在這個階段形成的。但是生命一開始出現時，不可能是具備細胞膜和數千個基因等這麼複雜的有機體。生命的起源，想必是簡單得多的物質，結構類似病毒。所以，讓人大惑不解的是，在不斷演化的地球上，無生命的化學物如何在早得驚人的時期，演化成生命體的原型。如果要探討當時的情況，就必須更仔細地研究病毒的基本性質和可能的起源。

儘管病毒對我們造成諸多傷害，但牠們不邪惡。牠們不思考，也無法感受情緒，本質上就與道德無關。但牠們也不能高興幹嘛就幹嘛——正好相反，牠們被可定義、可證明的演化力量驅動，因此受其控制。演化使牠們獲得最佳的生存機會而得以生存，又讓牠們在複製方面能有更高的成果。地球上的所有生命都受到相同演化力量的支配，但這股力量在病毒身上發揮作用的速度，比在更複雜的細胞生命體內快得多。我們已經親眼見證病毒如何與地球上每一種細胞生命共生。病毒閃電般的演化速度，加上進行複製的位置又經常是在宿主基因組內，與宿主細胞關係極為密切，利用且可能因此改變細胞的遺傳環境，所以從細胞生命的演化初始，病毒就不可避免地開始發揮影響。

但是病毒本身的起源呢？

在我們意識到病毒存在的一個多世紀裡，病毒起源的理論一直在變化。即使到今天，還沒有人知道病毒真正的起源，因此有各種理論解釋牠們怎麼出現的。我們只能根據今天觀察到的病毒生物結構、行為和特性，推斷病毒的前身一開始可能是如何形成的。這種推論產生四種基本理論，說明病毒可能是如何出現的。

「病毒優先」理論認為，在地球演化的無生物時代有某種原始的病毒起源。「減縮」理論認為，在病毒之前，曾有過某種單細胞演化階段，經歷簡化、減縮的過程後形成病毒。「逃逸」理論就是進一步發展第二種理論，認為細胞生命型態的某個基因組片段，可能類似有時會參與原核細胞之間遺傳交換的細胞質體，逃脫親代細胞控制，改以寄生作為自我驅動力量。「多元起源」理論考慮到病毒呈現出各種不同的基因組結構，認為病毒非常可能藉由多個不同的起源而形成。儘管我們承認這四種理論各有其優缺點，也同意對整個病毒世界最合理的解釋，在漫長的演化時間裡可能涉及許多不同的機制，因此有可能是多元起源帶來的豐富變化，造就我們今天看到的各種病毒；但我認為，ＲＮＡ病毒的起源應該是「病毒優先」，我也認為這是在ＲＮＡ世界這個生命階段中，所有病毒**本體**的原始起源。

許多關於病毒起源的早期理論都受到一個觀念影響：根據定義，病毒是細胞生命的遺傳寄生物，因此在細胞生命出現前，病毒不可能演化。即使我們打算以更全面的共生觀點詮釋病毒，有些演化生物學家仍然堅持認為，在細胞生命型態演化之前，病毒不可能演化，因為在他們看來，只有在有宿主可供病毒建立共生夥伴關係時，病毒才能存在。但我仍然認為，這種假設不適用於ＲＮＡ病毒；病毒不一定需要細胞共生夥伴。我們已經看過病毒與其他病毒構成夥伴關係的例子。我認為還有其他充分的理由，支持ＲＮＡ病毒是從原型ＲＮＡ世界中出現的觀點。

ＤＮＡ和ＲＮＡ核苷酸的化學屬性在本質上完全不同。今天已經知道，ＤＮＡ是所有細胞生命（包括人類）體內的遺傳分子。關於這一點，本書先前已經帶讀者看過很好的理由：ＤＮＡ的化學性質穩定，是儲存遺傳記憶的完美載體；沒有遺傳記憶，遺傳機制就無法發揮作用。ＲＮＡ則是另一種截然不同的「玩意兒」。

達爾文相信，天擇想必從演化過程的最早階段就開始運作了。細胞是細胞生命的接合機制，因此細胞的起源在細胞生命的演化過程中，必定是非常重要的一步。自我複製的核酸鏈，是遺傳記憶的來源，沒有遺傳記憶就沒有遺傳；也是編碼蛋白質的來源，替生物代謝編碼。因此核酸鏈的起源也是同等重要的一步。現代生化研究證實了達爾文的觀念：已建立的演化機制可以外推到無生物階段，這個階段有自我複製的多核苷酸鏈參與其中。我們還知道ＤＮＡ的多核苷酸鏈不能自我複製，只有在以蛋白質為基礎的ＤＮＡ聚合酶的幫助下，才能進行複製。ＲＮＡ多核苷酸鏈能夠像ＤＮＡ一樣儲存遺傳密碼，同時還能夠提供自我複製所需的催化、架構和調節作用。這種能力讓頂尖的化學家認為，生命的原型階段很可能始於以RNA為基礎的自我複製體，在被稱為RNA世界的原型世界中演化。

如果現在將基本演化理論套用在這種自我複製的RNA鏈上，會發現複製過程中因為複製錯誤而造成的突變，會引起子代鏈序列發生可遺傳的變化，就像今天的生物演化一樣。或者，如果兩個不同的鏈在演化前，合併形成一個更大、更複雜的鏈，會導致遺傳複雜性突然增加，正如今天看到的遺傳共生中遺傳譜系的融合。假設達爾文是對的，天擇在這個原始演化階段運作，則最終產生的突變體和共生總體將彼此競爭，力求在原始世界中生存，較成功的自我複製體將主宰本地種群。科學家設計了實驗檢驗這些假說，而結果確實與預期完全一樣。

從當前的演化理論中，還可以外推出自我複製體這個演化階段的其他含意，與病毒的演化模式特別相關。

一九二二年，德國化學家、諾貝爾獎得主曼弗雷德·艾根試圖重現無生物演化，發現基因自我複製體被其他自我複製體寄生。與病毒相似的寄生物質不依賴細胞生命型態的存在作為先決條件，首次獲得證實。大約一個世代之後，約翰·馮紐曼觀察到同樣的現象，用電腦建模創造人工生命程式，這個本於電腦的數學模型也被基因自我複製體寄生。細胞培養物中的RNA

病毒和更現代的電腦模擬等相關實驗，都進一步證實了這種自發性寄生的模式。在所有這些情境中，寄生元素侵入，並與自我複製體產生交互作用。如果需要更多證據，現代病毒學界也拿得出如山鐵證：涉及病毒複製的關鍵基因，對於以RNA或以DNA為基礎的病毒都是必不可少的，但在細胞生命型態中找不到這種基因，就像細胞生命型態中找不到替RNA或DNA病毒的殼體編碼的蛋白質一樣。殼體是病毒定義的一部分，就像細胞壁是細胞生命型態定義的一部分一樣。

許多地球生命起源方面的權威，都支持在以RNA為基礎的世界中有初始開端的概念。病毒優先模型為RNA病毒和細胞生命在這個RNA世界的源起提供了邏輯基礎。後續從基於RNA的基因組，演化到基於DNA的基因組，必須將鏈中的單個核酸尿嘧啶，替換為胸腺嘧啶，這樣才能為跨代遺傳所需的記憶提供更高的穩定性。這種穩定性很可能是天擇所偏愛的。但是，自我複製體和天擇之間這種原始的交互作用，可能是在怎樣的原始環境中發生的呢？

一八七一年，達爾文在給導師兼朋友約瑟夫·胡克的信中寫道：「但如果（好一個如果）我們能設想，在某個溫暖的小池塘中，存在著氨、磷酸鹽、光、熱、電等等各種條件，這種化學形成的蛋白質化合物就能準備進行更複雜的變化……」這畫面多麼可愛，但當前的觀點恐怕不是達爾文溫暖的小池塘，而是傾向將深海滾燙的熱液噴口當作地球上可能的生命來源。

當生物學家在這種溫度高於攝氏八十度，似乎十分惡劣的環境中進行搜索時，發現各種像是病毒的顆粒，數量大大高於較低溫度的水生系統中發現的數量。在這種極具考驗、險惡的溫度和環境中，這些病毒似乎欣欣向榮。這樣的棲地可能為原型ＲＮＡ自我複製體提供了可以毫無顧忌，持續不斷嘗試演化、犯錯的機會，極為難得。科學家現在正在實驗室進行研究，檢視長鏈ＲＮＡ在與熱液噴口相似的環境條件中，是否可能演化。這些實驗顯示，自然形成、富含礦物質的表面，如硼酸鹽、磷灰石或方解石，可能有助於催化無機化合物形成小的有機化合物。這些研究還證實，ＲＮＡ鏈的基礎前身ＲＮＡ多核苷酸，可以在這種極端的條件中自我組合。

正如我們現在所知，ＤＮＡ是極為穩定的分子，對於跨代基因遺傳的儲存十分理想，姊妹分子ＲＮＡ的穩定性則差得多。但因為ＲＮＡ的本質不穩定，所以可能具有能迅速演化的特性，使ＲＮＡ在熱液噴口這種不穩定環境中，可能成為生命起源早期階段完美的遺傳分子。此外，還有其他觀察結果，讓ＲＮＡ看似更可能是發動原始步驟的分子，讓化學成分一步步成為生命體。

今天唯一具有RNA編碼基因組的生物是以RNA為基礎的病毒，表示研究以RNA為基礎的病毒，可能會獲得有用的見解，更了解所謂的RNA世界。從化學自我複製體演化成為生命，關鍵的發展步驟一定是「自我」概念的演化。這種原始潛力的線索，就是RNA病毒有演化成「準種」（quasispecies）的能力，就像我們在HIV-1的例子中看到的。但是這個奇怪的專有名詞到底是什麼意思？

「準種」一詞，同樣是德國先驅化學家曼弗雷德・艾根導入的，他想將達爾文天擇的概念應用在自我複製多核苷酸的演化行為中。這個概念證實對研究RNA病毒行為的生物學家很有用：他們在培養物中或感染患者體內，看到成群的病毒因為都源自先前發生的同一突變，彼此密切相關，病毒的行為也顯得像單一的演化物質，與其他病毒的群體或個體在容易導致突變的環境中競爭生存機會。準種群落的演化似乎賦予群體成員「自我」的原始認知，即使在生存條件極具挑戰性的極端條件中，也提供明顯的生存優勢。病毒學家在各種實驗情境中研究RNA病毒準種的行為時，注意到即使是較不健全的準種成員，在競爭中也能勝過更健全的「非我族類」競爭對手，證實天擇是在病毒的群體層級而非個體層級上發揮作用。

科學家發現，這種以RNA為介質的群體身分認同模式，適用於許多不同的實驗情境，包括對自我複製多核苷酸的檢測，以及ＲＮＡ病毒在實驗室內與感染患者體內的實際行為。這種模式支持一種假設的可能性，就是在我們設想中的ＲＮＡ世界階段，類似ＲＮＡ病毒的物體扮演重要的角色，在生命起源時構成「自我」的原始認知。這種模式也支持ＲＮＡ世界中以ＲＮＡ為基礎的病毒起源理論。遺傳分子ＤＮＡ的出現，想必是細胞生物起源的關鍵階段。「病毒優先」的觀點，能毫無困難地設想以ＤＮＡ為基礎的病毒，從以ＲＮＡ為基礎的前身起源，然後在牽涉到病毒和宿主間各種遺傳共生的交互作用中分化。以ＲＮＡ和以ＤＮＡ為基礎的病毒，兩者今天都能很輕易地與所有以ＤＮＡ為基礎的細胞生物建立多種遺傳共生關係，也能支持這種持續遺傳交互作用的可能性。以ＲＮＡ和以ＤＮＡ為基礎的病毒，與所有持續演化的細胞生命型態不斷交互作用，可以充分地說明生物多樣性的演化，以及我們今天看到的錯綜複雜、交相作用的生態。

第二十三章　第四域？

二十世紀大半個世紀中，生物學家一致認為生命應定義為五界，即動物、植物、真菌、單細胞有核原生生物和細菌。這個定義假設只有細胞生命是生命。而且，這五個細胞界之間的差異，只靠普通實驗室的顯微鏡是區分不出來的。當然，前四界和細菌之間的主要差異是，構成真核生物類的動物、植物、真菌和原生生物的細胞中，基因組被封閉在細胞核這個中央隔間裡；而細菌或原核生物是由單一活體細胞組成，內含一個環形基因組，沒有單獨分隔出來的細胞核。近一世紀以來，這個分類系統一直是生物分類的中流砥柱。然後突如其來地，一九七七年，美國微生物學家卡爾．理查．渥易斯與伊利諾州大學香檳分校微生物學院的微生物學家同行拉爾夫．沃爾夫合作，在《美國國家科學院院刊》上發表了一篇論文，一反傳統地駁斥這個分類系統。在這篇及之後的論文中，渥易斯開始解構五界分類系統，以全然不同的系統取代。

首先，他們提出原核生物不該只被劃分為單獨一界，而是必須劃分為兩個基本上不同的生物「域」。這兩域一個是「真細菌」，就是我們熟悉的細菌，例如引起結核病的細菌，或住在人類結腸中的大腸桿菌。另一個域，渥易斯最初稱為「古生細菌」（Archaebacteria）。即使他的提議在演化生物學界激起很大的爭議，渥易斯還是放棄了「古生細菌」一詞，改用比較簡單的「古菌」（Archaea），這個詞源自希臘語，意為「古老的東西」。在他對古菌的概念和定義中，渥易斯認為他發現的不僅是細菌的新分支，還是一個全新的生物域。

渥易斯證實，古菌應該被視為地球上最早的細胞生命型態，居住在原始的厭氧生態環境中——因此可以解釋牠們體內的化學機制為什麼會利用甲烷、硫化氫等原始化學物質。渥易斯進一步提出，長久以來的「生命樹」觀念，必須從根部重新分支，重新分為三個不同的域：古菌、真細菌、真核生物。真核生物包括古菌和真細菌以外的所有細胞生命，因此包括動物、植物、真菌、單細胞有核原生生物，如變形蟲。

是什麼讓渥易斯做出這項與傳統大相逕庭的結論？

要理解他的立論思維，必須體認到渥易斯看的不是我們今天所看到的各式生命，而是生命起源時的生命——距今幾十億年前、單細胞始祖的時期。這個階段的生命一定只有微生物，因此不太可能像化石紀錄一樣留下太多線索，迫使渥易斯發掘新的方式詮釋這個生命演化的原始階段。一九九七年，渥易斯解釋他的基本思路：「我們確實理解植物和動物演化的來龍去脈，但這種理解方式遺漏了整個細菌世界。所以我當時想，我要做的第一件事，就是把原核生物包括進來。」

由於在化石紀錄中找不到任何線索，渥易斯轉而把重點放在基因和生化紀錄上，這些紀錄在今天的活體細胞最基本的化學成分中都看得到。他也相信，生命一定是從RNA分體開始的。他尤其著重細胞質中以RNA為基礎的結構，稱為核糖體；核糖體是所有活體細胞的蛋白質製造工廠。渥易斯推斷，蛋白質製造過程的起源想必非常古老，他相信這些過程會提供完美的工具，讓他可以探索演化在數十億年的浩瀚時間內層層往下推展的模式。

當渥易斯比較當時被視為不同群體的細菌身上的核糖體RNA時，有了重大發現。細菌的核糖體RNA不一定總是相同。有一群細菌名為甲烷菌，在顯微鏡下觀察時，牠們看起來與其他細菌完全一樣，但牠們的核糖體RNA序列極為不同。有能力代謝甲烷，表示牠們的起源非常原始。這些產甲烷菌就是他最初命名為古生細菌的細菌。但在進一步研究牠們時，渥易斯突然靈光乍現：牠們與大多數人熟悉的細菌在生化上的差異太大，兩者在演化起源上不可能十分親近。他做出結論認為，這些古生細菌一定來自與細菌不同的演化譜系，這種差異必須追溯到細胞問世伊始。由於牠們還具有其他特徵，顯示牠們的起源比世人熟知的細菌（渥易斯現在稱這種細菌為「真細菌」）更古老，他將古生細菌重新命名為較簡單的「古菌」。

渥易斯撼動系統分類樹的基本根基，傳統生物學家對此難免心存懷疑。在渥易斯的分類中，真細菌和古菌之間的區別，比阿米巴原蟲和橡樹之間的區別更大。渥易斯的想法受到各界無情的批評，包括世界上最傑出幾位演化生物學家。

要讓各界接受新的分類方式，渥易斯害羞、內斂的個性，避免參加科學會議的作風，一點幫助都沒有。但他沒有因此退縮。他繼續探索這項發現的後續發展，從不懷疑其真實性和影響。與此同時，隨著古菌、真細菌和真核生物之間微妙但關鍵的差異，受到愈來愈重視遺傳的新一代生物學家更為廣泛的認可，「渥易斯革命」的邏輯開始漸居上風。今天，多數演化生物學家不再像以前一樣將生命分為五界，而是分為渥易斯的三域。在這個分類系統中，真核生物域，或「真正的有核生命型態」，現在包括前一個分類系統中的前四個界：動物、植物、真菌和單細胞有核原生生物。同時，生物界也認同真細菌和古菌是個別不同的域。

廣義而言，真細菌的基因組和體內化學機制，比古菌更複雜，分布範圍更廣。因此，當生物學家不十分嚴謹地談到細菌時，指的通常是真細菌。古菌與真細菌的不同之處，在於細胞壁的化學成分，以及幾種關鍵的酶的化學結構，這些酶涉入DNA複製、DNA轉錄為訊息RNA，與之後轉譯為蛋白質的過程。這些現象都為渥易斯的思路提供證據，因為古菌確實具有一些關鍵特徵，顯示牠們承襲自最早的細胞生物，在地球環境不像今天這麼友善的時期演化。另一方面，不論是含氧或厭氧的環境，真細菌都可以生活其中，多數常見的水域和陸地生態系統中都找得到牠們。與之對比，古菌棲息的生態系統，通常都相對惡劣且缺乏氧氣。

病毒不是細胞，渥易斯的域中沒有牠們的蹤跡，就如同先前的五界分類中沒有牠們的身影一樣。但是，本書先前幾章中已經說明，病毒在生命起源及之後的分化中發揮了極其重要的作用。那麼，病毒及病毒在生命演化中的作用，應該如何解釋呢？任何詮釋都難免只是臆測，但或許第一步應該是撇除任何先入為主的觀念，仔細研究病毒，尤其是牠們的遺傳和生化組成，以及我們所熟知的病毒行為模式。

讓我們從最近在微生物學期刊上引起爭議的問題開始：病毒是細胞生命的第四域嗎？

我認為，答案是斬釘截鐵的「不是！」病毒不是細胞，沒有細胞膜，也不具細胞生物典型的遺傳和生化特徵。例如，牠們缺乏渥易斯說明細胞演化的基本觀點時特別強調的核糖體。

那麼，讓我們提出一個新問題：病毒具有哪些結構，是細胞生物不具備的？

答案是，雖然病毒沒有細胞膜，但確實擁有另一種自己獨有的膜——這層膜當然就是本書的前幾章中一再提到的殼體。好啦，現在我們已經找到兩個特徵，是病毒專屬的，任何一域的細胞生命都不具有這兩項典型特徵：非細胞；替典型病毒結構中包裹住每個病毒基因組的「殼體」編碼的基因組。

接下來看看基因組。對於生命演化來說，沒有比基因組更重要的結構，因為基因組儲存了生命的物理結構和遺傳資訊，也替物理結構和遺傳資訊編碼。我們已經知道，儘管病毒的基因組通常比細胞生物的基因組更小、更精簡，但牠們確實擁有基因組。因此，病毒應被視為生命型態，擁有基因組是重要的論點之一。此外，還有一個重要線索能區分病毒與三個細胞域，就是今天有些病毒——儘管只占今日病毒的少數，但仍然是相當重要的少數——的基因組不是以替所有細胞生命編碼的DNA為基礎，而是以RNA為基礎。如果生命真的始於以RNA為基礎的世界中某個關鍵階段，則以RNA為基礎的病毒，牠們的演化起源可能也與這個階段有關。隨之而來的是潛力無窮的機會，可能得以讓「自我」的概念初步建立。「自我」的成形是必要條件，是讓自我複製的多核苷酸演化成原始生命起源的關鍵步驟之一。

讓我們提出另一個問題：有沒有證據證明，病毒存在於細胞生命演化最古老的階段？

一九七四年，有人發現病毒可以「感染」古菌，後來證明這種病毒是「鹽病毒」，一種可以在含鹽量極高的環境中生存的病毒。因為發現牠的時間是在渥易斯重新分類之前，因此牠最初被歸類為噬菌體，當時認為牠是細菌宿主，被錯誤地命名為嗜鹽桿古菌。今天，鹽病毒被重新歸類為古菌病毒，隨之而來的是一系列與古菌病毒有關的發現。發現之一是一種釋出子代病毒的新機制，藉由古菌宿主細胞膜上的金字塔結構，有時是二十面對稱體，釋放子代病毒。其他域的病毒身上從未見過這種機制。一九八六年，科學家據報首度從甲烷菌身上分離出一種病毒。這種有點奇怪的病毒，其遵循的模式包括難以分離的特性，使科學家難以研究牠們，因為不容易培養牠們的宿主古菌。一九八〇年代初期，科學家從依賴硫的宿主中分離出第一種嗜熱病毒。此後，科學家從各種古菌宿主身上，發現了超過一百一十七種古菌病毒，生存在包括極端或非極端環境的各種條件中。這個領域的專家認為這只是開端而已，我們最終將發現生物圈中有各形各色的古菌病毒。同一批專家還強調，雖然古菌仍是生命三域中最難解的謎，但牠們病毒顆粒形狀的多樣以及基因組變異，已經讓學者驚嘆不已。從科學家最近為二十九種古菌病毒重新分類，因為牠們代表大約十五個不同的病毒科一事，特別能看出這一點。全部六千種已知的真細菌病毒，都被歸類在僅僅十個科中。這代表古菌病毒比其他兩個域的病毒更古老，且可能表現出更廣泛的遺傳變異。

科學家證實，古菌病毒確實比迄今為止研究過的任何病毒群體都更奇怪，有些形狀像瓶子、有些像紡錘，帶有或短或長的尾巴狀附屬物；有些古菌狀似水滴，帶有鬍鬚狀纖維；有些古菌形狀像線圈或球體，有些古菌在離開宿主後能長出新的尾巴。多年來，在黃石國家公園內某個單一酸性溫泉內做的詳細研究，說明了這些病毒在與古菌宿主共生交互作用中的複雜作為。

讀者可能已經料到，在這種惡劣原始環境中的微生物群落談不上豐富，百分之九十七的細胞被歸類為古菌，百分之三的細胞被歸類為真細菌，沒有真核生物。這個微生物群落在幾年內似乎相對穩定，病毒組成中顯然以古菌病毒為主。有趣的是，這些古菌病毒多數都是以RNA為基礎的。但這些病毒RNA基因組缺乏關鍵的酶，就是真核或真細菌宿主的RNA病毒複製過程必備的酶，這一點再度顯示這些病毒可能是所有已知病毒中最古老的。在研究過很可能是地球上生命最早階段的微觀宇宙後，微生物學家做出結論認為，他們的發現明確地強調「病毒在引起疾病、控制微生物群落組成和結構和推動演化方面的核心作用」。

生物界正在改變先前對病毒的看法。在重要生態系統的生物食物鏈底層，病毒正在「管理」微生物群落，藉由一系列侵略性共生交互作用穩定生態。發現病毒對深層生態平衡的貢獻有多麼重要，加上病毒與全部三個細胞域的生命——包括真核生物的哺乳類動物分支——有無數在侵略性共生層級上交互作用的例子，點明病毒對生物多樣性做出的關鍵貢獻。

這使焦點又回到病毒在生命演化樹中所扮演的爭議性角色。

我們人類很容易將地球視為「我們的世界」，假設我們統治這個地方。但事實是，我們對生物多樣性而言幾乎不重要。人口繁衍不息，持續進犯荒野地區，破壞熱帶雨林、過度捕撈海洋生物，對好幾個主要生態系統的自然平衡造成壓力，並導致許多其他生命型態的滅絕。我們居住的星球才剛剛從臭氧危機中恢復過來，同時我們還面對可能的氣候變遷和海洋塑膠汙染。反思我們生活在一個充滿未知病毒的病毒圈這件事情，非常有益。撇開病毒引起新興疾病的威脅不談，這些無關乎道德的物體，在地球生命的起源和演化為今日我們所知的生物多樣性上，扮演重要的角色。如果我們忍不住懷疑病毒在生物多樣性上是否真的扮演創造性角色，或許可以自問一個明顯的問題：如果病毒從地表消失，會發生什麼事情？只要想想海洋，或主要陸地生態系統中那些奇大無比的營養循環，就可以猜到答案。

駁斥「病毒是活體生物」這個概念的人會指出，牠們不能靠自己複製，因此否決牠們是活體生物的事實，但這樣就誤解了原始性共生的本質。每種病毒都是作為細胞宿主的共生夥伴而演化的。這種存在性交互作用的本質，就是病毒依賴宿主進行複製。作為回報，病毒藉由共享宿主的生命週期，為宿主的演化做出絕大貢獻。「所有病毒都是專性共生體」這項關鍵的觀察，是我將病毒定義為活物的最後一個原因。容我提醒各位讀者，這就是為什麼我綜納所有先前學過的知識，提出病毒的新定義：病毒是非細胞、殼體編碼的專性共生體。

經過深思熟慮後，我提出RNA病毒一開始是RNA世界中的共生體，與不斷演化、以RNA為基礎的自我複製體共生。然後，隨著後來生命演化成三個細胞域，病毒也繼續在與細胞域的共生夥伴關係中演化、分化，在細胞生命樹的起源和多樣化中，扮演具高度互動性、創造性的角色，一直到今天仍在全球持續發揮作用。生物學家因此認為，將病毒與細胞域分開，顯得不全然正確，正如杜爾津斯卡和戈茲卡－約澤菲克所言：「病毒自演化伊始就參與其中」。

實際上，病毒學這個領域的發展，就像病毒本身的演化一樣，既獨立又與更廣泛的生物學領域緊密相連。隨著演化生物學家和生態學家慢慢了解病毒和細胞域之間的龐大複雜的交互關係，這種看法愈來愈過時。我認為，現今勢不可擋的論點，就是賦予病毒自己的生物域。它可以是「生命的第四域」，或是就稱為「病毒域」。

書目與參考資料

若讀者對較科學性的參考資料感興趣，以下書目可能會有幫助。清單最前面是相關專書。有幾份參考資料因為涵蓋不只一個主題，所以在不同章節中重複出現。讀者也可以造訪我的網站取得更多參考資料：www. fprbooks. com.

專書

Collier L. and Oxford J., *Human Virology*. Oxford University Press, 1993.

Field B. N. and Knipe D. M., *Field's Virology*. Raven Press, New York, 1990.

Margulis L. and Sagan D., *Microcosmos: Four Billion Years of Microbial Evolution.* University of California Press, Berkeley, Los Angeles, London, paperback, 1997.

McNeill W. H., *Plagues and Peoples.* Basil Blackwell, Oxford, 1977.

Nibali L. and Henderson B., eds, *The Human Microbiota and Chronic Disease.* Wiley Blackwell, Hoboken New Jersey, 2016.

Ryan F., *Virus X.* Little Brown and Company, Boston, New York, Toronto and London, 1997.

Ryan F., *Virolution.* HarperCollins Publishers Ltd, London, 2009.

Ryan F., *The Mysterious World of the Human Genome*. Harper Collins Publishers Ltd, London, 2015.

Summers W. C., *Félix d'Herelle and the Origins of Molecular Biology.* Yale University Press, 1999.

Villarreal L. P., *Viruses and the Evolution of Life.* ASM Press, Washington D. C., 2005.

題詞

Anthony Hopkins Interview in *The Sunday Times* Colour Supplement, 12 April 1992.

導論

人類基因組專書：請見專書中的 Ryan F., *The Mysterious World of the Human Genome*.

第二章

更多人類微生物群系細節：請見專書中的 Nibali and Henderson.

第三章

Hankin E. H., L'action bactéricide des eaux de la Jumna et du Gange sur le vibrion du choléra. *Annales de l'Instituté Pasteur*, 1896; **10**: 511–523.

Twort F. W., An investigation on the Nature of Ultra-Microscopic Viruses. *The Lancet*, 1915; **186**: 4814.

D'Hérelle Félix, Sur un microbe invisible antagoniste des bacilles dysentériques. *Comptes Rendus de l'Adadémie des Sciences de Paris*, 1917; **165**: 373–375.

戴列爾將噬菌體稱為共生體，將之與蘭花的菌根比較：D'Herelle F., *The Bacteriophage and Its Behaviour*. Ballière, Tindall and Cox, London, 1926. Chapter V: p. 211. (NB on p. 343 d'Herelle defends the bacteriophage as living. See also pp. 326 and 354.)

第四章

世界衛生組織關於麻疹的數據與建議：www.who.int/news-room/fact-sheets/detail/measles.

'Measles rise worldwide from 2017 to 2018'. *New Scientist*, 24 February 2018, pp. 4–5.

'Measles is back with a vengeance–is the anti-vaccination movement to blame?'Chloe Lambert, *Daily Telegraph*, 7 May 2018.

家庭醫生對麻疹感染個案暴增提出警告的相關新聞：Chris Smyth, *The Times*, 3 July 2018.

德國麻疹與導致畸形的關聯：Lee J-Y, and Bowden D. S., Rubella Virus Replication and Links to Teratogenicity.

Clin. Microbiol. Rev., 2000; **13**(4): 571–587.

第五章

諾羅病毒如何致病：Karst S. M., Pathogenesis of Noroviruses, Emerging RNA Viruses. *Viruses*, 2010; **2**: 748–781. See also: Karst S. M. and Wobus C. R. A Working Model of How Noroviruses Infect the Intestine. *PLOS Pathogens*, February 27, 2015|doi: 10. 1371/journal. ppat. 1004628.

第六章

更多富蘭克林・羅斯福相關細節：請見 FDR Presidential Library&Museum online.

第七章

天花在歐洲征服美洲時的角色：請見專書中的 McNeill W. H.

天花病毒抑制干擾素：Del Mar M. and de Marco F., The highly virulent variola and monkeypox viruses express secreted inhibitors of type I interferon. *FASEB J.*, 2010; **24**(5): 1479–1488.

第八章

更多關於無名漢他病毒爆發的當代詳細描述，請見專書中的 *Virus X*.

第九章

Furman D., Jolic V., Sharma S., et al., Cytomegalovirus infection enhances the immune response to influenza. *Sci. Translational Med.*, 2015; **7**(281): doi 1-. 1126/scitranslmed. aaa. 2293.

Reese T. A., Co-infections: Another Variable in the Herpesvirus Latency-Reactivation Dynamic. *J. Virol.*, 2016; doi 10. 1128/JVI. 01865-15.

巨細胞病毒在美國人口中發生的頻率：Staras S. A., Dollard S. C., Radford K. W., et al., Seroprevalence of cytomegalovirus infection in the United States, 1988–1994. *Clin. Infect. Dis.*, 2006; **43**(9): 1143–1151.

伯奇關於非洲兒童得淋巴瘤的論文：Burkitt D., A sarcoma involving the jaws in African children. *Br. J. Surg.*, 1958; **46**: 218.

第十章

第一次世界大戰中流感致死的情形：Wever P. C. and van Bergen L., Death from 1918 pandemic influenza during the First World War: a perspective from personal and anecdotal evidence. *Influenza and Other Respiratory Viruses*, 2014; **8**(5): 538–546. doi: 10. 1111/irv. 12267.

SARS相關資訊：Smith R. D., Responding to global infectious disease outbreaks. Lessons from SARS on the role of risk perception, communication and management. *Social Science and Medicine,* 2006; **63**(12): 3113–3123.

二〇一七年的中國禽流感：MacKenzie D., Lethal flu two genes away. *New Scientist,* 24 June 2017: 22–23.

第十一章

狂犬病個案研究報告：McDermid R. C., Lee B., et al., Human rabies encephalitis following bat exposure: failure of therapeutic coma. *C. M. J.*, 2008; **178**(5): 557–561.

多發性黏液瘤和澳洲兔子的教訓：Kerr P. J., Liu J., Cattadori I., et al., Myxoma Virus and the Leporipoxviruses: An Evolutionary Paradigm. *Viruses*, 2015; **7**: 1020-1061. doi: 10. 3390/v7031020.

第十二章

伊波拉一開始爆發的當代詳細描述：請見 *Virus X.*

二〇一四年西非疫情爆發，尤其是神經性併發症的相關敘述：Billioux B. J., Smith B. and Nath A., Neurological Complications of Ebola Virus Infection. *Neurotherapeutics*, 2016; **13**: 461–470.

蝙蝠作為病毒帶原生物：Olival K. J. and Hayman D. T. S., Filoviruses in Bats: Current Knowledge and Future Directions. *Viruses*, 2014; **6**: 1759–1788.

蝙蝠作為其他病毒的帶原生物：Marsh G. A., de Jong C., Barr J. A., et al., Cedar Virus: A Novel Henipavirus Isolated from Australian Bats. *PLOS Pathogens*, 2012; **8**(8): e1002836. See also: Olival K. J., Hosseini P. R., Zambrana-Torrelio C., et al., Host and viral traits predict zoonotic spillover from mammals. *Nature*, 2017:

546: 646–650.

第十三章

茲卡病毒與腦部併發症‥Da Silva I. R., Frontera J. A. and Bispo de Filippis A. M., Neurologic Complications Associated with the Zika Virus in Brazilian Adults. *JAMA Neurol*, 2017; doi: 10. 1001/namaneurol. 2017. 1703.

使用沃爾巴克氏體控制蚊子‥*Daily Telegraph*, UK, 2016/10/26/infected mosquitoes-to-be-released-in-Brazil-and-Columbia...

第十四章

肝炎歷史的細節‥Trepo C., A brief history of hepatitis milestones. *Liver International*, 2014. doi. 10. 1111/liv. 12409.

世界衛生組織關於B型肝炎的統計資料‥www.who.int/news-room/fact-sheets/detail/hepatitis-b.

英國境內E型肝炎患者人數上升的資訊‥請見網站 UK. gov.

第十五章

克倫威爾發言的出處‥Burns D. A., ‘Warts and all’–the history and folklore of warts: a review. *J Roy Soc Med*,

1992; **85**: 37–40.

楚爾・豪森的筆記：Zur Hausen H., Condylomata Acuminata and Human Genital Cancer. *Cancer Research,* 1976; **36**: 794.

世界衛生組織關於子宮頸癌與HPV疫苗的通報：Cutts F. T., Franceschi S., Goldie S., et al., Human papillomavirus and HPV vaccines: a review. 2007. www. who. int/vaccines-documents/DocsPDF07/866. pdf.

英格蘭的HPV疫苗接種：Johnson H. C., Lafferty E. I., Eggo R. M., et al., Effect of HPV vaccination and cervical cancer screening in England by ethnicity: a modelling study. *The Lancet*, 2018; 3: e44-51. http://dx. doi. org/10. 1016/s2468. 2667(17)30238–4.

蘇格蘭的HPV疫苗接種：Narwan, G. Vaccine drive cuts cancer virus by 90 per cent. *The Times*, *6* April 2017.

愛爾蘭的HPV疫苗：Coyne, Ellen, Senior Ireland Reporter, *The Times*, August 2 2017.

美國的HPV：The Henry Kaiser Family Foundation, October 2017 Factsheet. HPV Vaccine: Access and Use in the US.

第十六章

擬菌病毒基因組：Raoult D., Audic S., Robert C., et al., The 1. 2-megabase genome sequence of Mimivirus. *Science*, 2004; **306**: 1344–1350.

突破知識論的藩籬：Claverie J-M and Abergel C., Giant viruses: the difficult breaking of multiple epistemological barriers. *Studies in History and Philosophy of Biological and Biomedical Sciences*, 2016; **59**: 89–99.

克洛斯病毒‥Schulz F., Yutin N., Ivanova N. N., et al., Giant viruses with an expanded complement of translation system components. *Science*, 2017; **356**: 82–85.

馬尾藻海中與擬菌病毒相似的序列‥Ghedin E. and Claverie J-M, Mimivirus Relatives in the Sargasso Sea. *Virol. J.*, **2**: 62. doi: 10. 1186/1743-422X-262.

柯蒂斯・蘇特爾發言的出處‥Science Daily, 2011. World's Largest, Most Complex Marine Virus Is Major Player in Ocean Ecosystems. www. sciencedaily. com/releases/2010/10/101025152251. htm.

病毒界巨人涉入的衝突‥Forterre P., Giant Viruses: Conflicts in Revisiting the Virus Concept. *Intervirology*, 2010; **53**: 362–378.

南極的巨大病毒‥Kerepesi C. and Grolmusz V., The'Giant Virus Finder'discovers an abundance of giant viruses in the Antarctic dry valleys. *Arch Virol.*, 2017; **162**: 1671–1676.

巨大病毒從較小的病毒前身起源‥Yutin N., Wolf Y. I. and Koonin E. V., Origin of giant viruses from smaller DNA viruses not from a fourth domain of cellular life. *Virology*, 2014; **466–467**: 38–52.

定義病毒為殼體編碼的有機體‥Forterre P. and Prangishvili D., The great billion-year war between ribosome- and capsid-encoding organisms (cells and viruses)as the major source of evolutionary novelties. *Ann. N. Y. Acad. Sci.*, 2009; **1178**: 65–77.

縮寫MESH代表的四種機制‥Ryan F. P., Genomic creativity and natural selection: a modern synthesis. *Biological Journal of the Linnean Society*, 2006; **88**: 655–672.

第十七章

將病毒排除在生命樹之外‥Moreira D. and López-Garcia P., Ten reasons to exclude viruses from the tree of life. *Nature Reviews|Microbiology*, 2009; **7**: 305–311.

與病毒複製相關的蛋白質，其中的關鍵基因只能在病毒身上找到‥Koonin E. V., Senkevich T. G. and Dolja V. V., 2006. The ancient Virus World and the evolution of cells. *Biology Direct*. doi: 10. 1186/1745-6150-1-29.

病毒基因組中發現負責主要殼體蛋白質編碼的基因‥Prangishvili D. and Garrett R. A., 2004. Exceptionally diverse morphotypes and genomes of crenarcheal hyperthermophilic viruses. *Biochem. Soc. Trans*. **32**(2): 204–208. See also Koonin, Senkevich and Dolja 2006.

反轉錄病毒與噬菌體的起源不是細胞分支‥Villarreal L. P., 2007. Virus–host symbiosis mediated by persistence. *Symbiosis*. **44**: 1-9. See also Hambly E. and Suttle C. A., 2005. The virosphere, diversity, and genetic exchange within phage communities. *Curr Opinion Microbiol*. **8**: 444–450.

病毒與細胞三域的演化緊緊相連‥Durzyńska J. and Goździcka-Józefiak A. Viruses and cells intertwined since the dawn of evolution. *Virol. J.*, 2015; **12**: 169. doi: 10. 1186/s12985-015-0400-7.

第十八章

所有的多去氧核糖核酸病毒都來自同一源頭‧‧Provost B., Varricchio P. and Arana E., et al., Bracoviruses contain a large multigene family coding for protein tyrosine phosphatases. *J. Virol.*, 2004; **130**: 90–103.

黃蜂與病毒共生關係的單一獨特起源‧‧Whitfield J. B., Estimating the age of the polydnavirus/braconid wasp symbiosis. *Proc. Natl. Acad. Sci. USA*, 2002; **99**(11): 7508–7513. See also Belle E., Beckage N. E., Rousselet J., et al., Visualization of polydnavirus sequences in a parasitoid wasp chromosome. *J. Virol.*, 2002; **76**: 5793–5796.

第十九章

蘇特爾言詞出處‧‧Suttle C. A., Viruses in the sea. *Nature*, 2005; **437**: 356–361.

與海洋病毒圈相關的其他論文‧‧Danovaro R., Dell'Anno A., Corinaldesi C., et al., Major viral impact on the functioning of the benthic deep-sea ecosystems. *Nature*, 2008; **454**: 1084–1087. Mulkidjanian A. Y., Koonin E. V., Makarova K. S., et al., The cyanobacterial genome core and the origin of photosynthesxis. *P. N. A. S.*, 2006; **103**(35): 13126–13131. Lindell D., Sullivan M. B., Johnson Z. I., et al., Transfer of photosynthesis genes to and from Prochlorococcus viruses. *P. N. A. S.*, 2004; **101**(30): 11013–11018.

噬菌體病毒是海洋環境的「主要要素」‧‧Krupovic M., Prangishvili D., Hendrix R. W. and Bamford D. H., Genomics of Bacterial and Archaeal Viruses: Dynamics within the Prokaryotic Virosphere. *Microbiol. and*

Mol. Biol. Rev., 2011; **75**(4): 610–635.

病毒東山再起‥Forterre P., *The Great Virus Comeback* (translated from the French). *Biol. Aujourdhui*, 2013; **207**(3): 153–168.

病毒的數量比所有其他包括細菌在內的生物相加都還要多，多了十倍到一百倍‥Koonin E. V. and Dolja V. V., A virocentric perspective on the evolution of life. *Curr. Opin. Virol.*, 2013; **3**(5): 546–557.

病毒的全球基因多樣性‥Angly F. E., Felts B., Breitbart M., et al., The Marine Viromes of Four Oceanic Regions. *PLOS Biology*, 2006; 4(11): 2121–2131.

病毒驅動全球地球化學循環‥請見 Suttle 2005 above; also Rosario K. and Breitbart M. Exploring the viral world through metagenomics. *Curr. Opin. Virol.*, 2011; **1**(1): 289–297.

第二十章

瑪麗蓮・盧辛克的回顧論文‥Roossinck M. J., Symbiosis versus competition in plant virus evolution. *Nature Rev. Microbiol.*, 2005; **3**: 917–924.

病毒感染真菌，真菌感染植物的三方共生論文‥Márquez L. M., Redman R. S., Rodriguez R. J. and Roossinck MJ., A Virus in a Fungus in a Plant: Three-Way Symbiosis Required for Thermal Tolerance. *Science*, 2007; **315**: 513–515.

保護真菌的四種病毒‥Xu P., Chen F., Mannas J. P., et al., Virus infection improves drought tolerance. *New*

Phytologist, 2008; doi: 10. 1111/j. 1469-8137. 2008. 02627. x.

原核生物病毒圈‥Krupovic M., Prangishvili D., Hendrix R. W. and Bamford D. H., Genomics of Bacterial and Archaeal Viruses: Dynamics within the Prokaryotic Virosphere. *Microbiol. and Mol. Biol. Rev.*, 2011; **75**(4): 610–635.

德拉瓦州土壤中六種含有病毒的不同生態系統‥Williamson K. E., Radosevich M. and Wommack K. E., Abundance and Diversity of Viruses in Six Delaware Soils. *Appl. Environ. Microbiol.*, 2005; **71**(6): 3119–31125.

神祕的南極洲土壤中的病毒‥Williamson K. E., Radosevich M., Smith D. W. and Wommack K. E., Incidence of lysogeny within temperate and extreme soil environments. *Environ. Microbiol.*, 2007; **9**: 2563–2574.

海岸環境中的病毒‥rinivasiah S., Bhavsar J., Thapar K., et al., Phages across the biosphere: contrasts of viruses in soil and aquatic environments. *Res Microbiol.*, 2008; **159**: 349–357.

Williamson K. E, Fuhrmann J. J., Wommack K. E. and Radosevich M., Viruses in Soil Ecosystems: An Unknown Quantity Within an Unexplored Territory. *Ann. Rev. Virol.*, 2017; **4**: 201–219.

植物總體基因體學研究的必要‥Roossinck M. J., Martin D. P. and Roumagnac P., Plant Virus Metagenomics: Advances in Virus Discovery. *Phytopath. Rev.*, 2015; **105**: 716–727.

土壤研究延伸到南非開普角的考格爾伯格自然保護區‥Segobola J., Adriaenssens E., Tsekoa T., et al., Exploring Viral Diversity in a Unique South African Soil Habitat. *Sci. Reports*, 2018; doi: 10. 1038/s41598-

017-18461-0.

土壤研究進一步延伸到祕魯、加州的沙漠、堪薩斯州的草原、日本與韓國的稻田：Rosario K. and Breitbart M., Exporing the viral world through metagenomics. *Curr. Opin. Virol.*, 2011; **1**: 289–297.

熱液噴口的眾多病毒：Prangishvili D. and Garrett R. A., Exceptionally diverse morphotypes and genomes of crenarchaeal hyperthermophilic viruses. *Biochem. Soc. Trans.*, 2004; **32**(2): 204–208.

人類病毒組對轉植的意義：Tan S. K., Relman D. A. and Pinsky B. A., The Human Virome: Implications for Clinical Practice in Transplantation Medicine. *J. Clin. Microbiol.*, 2017; **55**(10): 2884–2893.

人體腸道內的病毒圈：Aggarwala V., Liang G. and Bushman D., Viral communities of the human gut: metagenomic analysis of composition and dynamics. *Mobile DNA*, 2017; 8: 12. doi 10. 1186/s13100-017-0095-y.

De la Cruz Peña M. J., Martinez-Hernandez F., Garcia-Heredia I., et al., Deciphering the Human Virome with Single-Virus Genomics and Metagenomics. *Viruses*, 2018, *10*, 113; doi. 10. 3390/v10030113.

多數總體基因體學對腸道病毒組研究中發現的未知病毒：Dutilh B. E., Cassman N., McNair K., et al., A highly abundant bacteriophage discovered in the unknown sequences of human faecal metagenomes. *Nat. Comms.*, 2014|5:4498| doi: 10. 1038/ncomms5498 | www.nature.com/naturecommunicationsarticles.

第二十一章

發現 HIV-1 的過程，已經在《Virus X》第十三章中詳細說明。

兩棲類、魚類、鯊魚、青蛙體內的內源反轉錄病毒：Aiewsakun P and Katzourakis A., Marine origin of retroviruses in the early Palaeozoic Era. *Nature Comms*., 2017. doi: 10. 1038/ncomms13954.

光合海蛞蝓 *Elysia chorotica* 體內的反轉錄病毒：Pierce S. K., Mahadevan P., Massey S. E., et al., A Preliminary Molecular and Phylogenetic Analysis of the Genome of a Novel Endogenous Retrovirus in the Sea Slug *Elysia chlorotica. Biol. Bull.*, 2016; **231**: 236–44.

HERV在胚胎發育、免疫及細胞生理扮演的角色：請見 Villarreal 2005 in books; see also Ryan F. P., Viral symbiosis and the holobiontic nature of the human genome. *APMIS* 2016; **124**: 11–19.

一型合胞素的發現：Mi S., Lee X. and Li X., et al., Syncytin is a captive retroviral envelope protein involved in human placental morphogenesis. *Nature*, 2000; **403**: 785–789; Mallet F., Bouton O., Prudhomme S., et al., The endogenous retroviral locus ERVWE1 is a bona fide gene involved in hominoid placental physiology. *Proc. Natl Acad. Sci. USA*, 2004; **101**: 1731–1736.

二型合胞素的發現：Blaise S., de Parseval N., Bénit L., et al., 2003. Genomewide screening for fusogenic human endogenous retrovirus envelopes identifies syncytin 2, a gene conserved on primate evolution. *Proc. Natl Acad. Sci. USA*, 2003; **100**: 13013–13018.

與人類生殖有關的十二個病毒基因座‥Villarreal L. P. and Ryan F., Viruses in host evolution: general principles and future extrapolations. *Curr. Topics in Virol.*, 2011; **9**: 79–90.

人類胎盤異常情形中合胞素與其他內源反轉錄基因扮演的角色‥Bolze P. A., Mommert M. and Mallet F., Contribution of Syncytins and Other Endogenous Retroviral Envelopes to Human Placental Pathologies. *Progress in Mol Biol and Transl Sci.*, 2018. In press.

病毒對自體免疫異常與癌症的貢獻‥Ryan F. P., An alternative approach to medical genetics based on modern evolutionary biology. Part 3: HERVs in disease. *J. Royal Soc. Med.*, 2009; **102**: 415-424; Ryan F. P., An alternative approach to medical genetics based on modern evolutionary biology. Part 4: HERVs in cancer. *J. Royal Soc. Med.*, 2009; **102**: 474–480.

許多不同科哺乳類動物體內的合胞素‥Cornelis G., Heidmann O., Bernard-Stoecklin S., et al., Ancestral capture of syncytin-*Car1*, a fusogenic endogenous retroviral envelope gene involved in placentation and conserved in Carnivora. *Proc. Natl. Acad. Sci. USA*, 201; **109**(7): www. pnas. org/cgi/doi/10. 1073/pnas. 1115346109; Cornelis G., Heidmann O., Degrelle S. A., et al., Captured retroviral envelope syncytin gene associated with the unique placental structure of higher ruminants. *Proc. Natl, Acad. Sci. USA*, 2013. www. pnas. org/cgi/doi/10. 1073/pnas. 1215787110; Cornelis G., Vernochet C., Malicorne S., et al., Retroviral envelope syncytin capture in an ancestrally diverged mammalian clade for placentation in the primitive Afrotherian tenrecs. *Proc. Natl Acad. Sci. USA*, 2014; www. pnas. org/cgi/doi/10. 1073/pnas. 1412268111.

反轉錄病毒與胎盤哺乳動物的起源‥Cornelis G., Vernochet C., Carradec Q., et al., Retroviral envelope gene captures and syncytin exaptation for placentation in marsupials. *Proc. Natl. Acad. Sci. USA*, 2015; www. pnas. org/cgi/doi/10. 1073/pnas. 1417000112.

第二十二章

病毒起源的四種理論‥Fisher S., Are RNA Viruses Vestiges of an RNA World?*J. Gen. Philos. Sci.*, 2010; **41**: 121–141; Forterre P., The origin of viruses and their possible roles in major evolutionary transitions. *Virus Research*, 2006; **117**: 5–16; Bremerman H. J., Parasites at the Origin of Life. *J. Math. Biol.*, 1983; **16**: 165–180; Koonin E. V., Senkevich T. G. and Dolja V. V., The ancient Virus World and the evolution of cells. *Biology Direct*, 2006. doi: 10. 1186/17456150-1-29; Villarreal L. P., 2005, *Viruses and the Evolution of Life.*

生物的開端是非生物的自我複製體‥Lazcano A. and Miller S. L., The Origin, Early Evolution of Life: Prebiotic Chemistry, and the Pre-RNA World, and Time. *Cell*, 1996; **85**: 793–798; Cronin L., Evans A. C. and Winkler D. A., eds. 2017. From prebiotic chemistry to molecular evolution. www. belstein–journals/bjoc/70.

自我複製體被其他自我複製體寄生‥Eigen M., Self-organization of matter and the evolution of biological macro molecules. *Naturwissenschaften*, 1971; **58**(10): 465–523.

HIV是一種準種‥Nowak M. A., What is a Quasispecies?*TREE*, 1992; **7**(4): 118–121.

RNA世界‥Gilbert W., The RNA world. *Nature*, 1986; **319**: 618; see also Rich A., On the problems of evolution and biochemical information transfer. *Horizons in Biochemistry*, 1962. Kasha M. and Pullman B., eds. Academic Press, New York, pp. 103–106.

自我複製體實驗中誕生的寄生要素．．Bremerman H. J., Parasites at the Origin of Life. *J. Math. Biol.*, 1983; **16**: 165–180; Colizzi E. S. and Hogeweg P., Parasites Sustain and Enhance RNA-Like Replicators through Spatial Self-Organisation. *PLOS Computational Biology*, 2016; doi: 10. 1371/journal. pcbi. 1004902.

準種讓個體成員有生存優勢．．De La Torre J. C. and Holland John J., RNA Virus Quasispecies Populations Can Suppress Vastly Superior Mutant Progeny. *J. Virol.*, 1990; **64**(12): 6278–6281.

細胞生物體內沒有關鍵的病毒基因．．Prangishvili D. and Garrett R. A., Exceptionally diverse morphotypes and genomes of crenarchaeal hyperthermophilic viruses. *Biochem. Soc. Trans.*, 2004; **32**(2): 204–208; see also Koonin, Senkevich and Dolja 2006, above.

RNA病毒源自RNA世界．．Forterre P., The origin of viruses and their possible roles in major evolutionary transitions. *Virus Research*, 2006; **117**: 5–16; see also Koonin, Senkewich and Doljva 2006.

共生病毒圈．．Villarreal L. P., Force for ancient and recent life: viral and stem-loop RNA consortia promote life. *Ann. New York Acad. Sci.*, 2014; **1341**: 25–34; Villarreal L. P. and Ryan F., published in the *Handbook of Astrobiology*, ed. Vera M. Kolb. CRC Press, Boca Raton Florida, 2018.

深海熱液噴口中的病毒．．Prangishvili D. and Garrett R. A., see above.

病毒將基因資訊移轉給宿主，比宿主將基因資訊移轉給病毒更常見．．Villarreal L. P. 2005, see books;

Filée J., Forterre P. and Laurent J., The role played by viruses in the evolution of their hosts: a view based on informational protein phylogenies. *Research in Microbiol.*, 2003; 154: 237–243; Claverie J-M, Viruses take center stage in cellular evolution. *Genome Biol.*, 2006; **7**: 110. doi: 10. 1186/gb-2006-7-6-110.

自我的增加模組概念：Villarreal L. P. 2005, in books; Villarreal L. P. 2014.

第二十三章

渥易斯推翻傳統說明各域的第一篇論文：Woese C. R. and Fox G. E., Phylogenetic structure of the prokaryotic domain: the primary kingdoms. *Proc. Natl Acad. Sci. USA*, 1977; **74:** 5088–5090.

進一步說明三域：Woese C. R., Kandler O. and Wheelis M. L., Towards a natural system of organisms: Proposal for the domains, Archaea, Bacteria and Eucarya. *Proc. Natl Acad. Sci. USA*, 1990; **87**: 4576–4579.

病毒是活的嗎？：請見 Villarreal L. P. and Ryan F., 2018, published in the *Handbook of Astrobiology*, ed. Vera M. Kolb. CRC Press, Boca Raton Florida, 2018. See also, Koonin E. V. and Dolja V., A virocentric perspective on the evolution of life. *Curr. Opin. Virol.*, 2013; **3**(5): 546–557. Villarreal L. P., Force for ancient and recent life: viral and stem-loop RNA consortia promote life. *Ann. N. Y. Acad. Sci.*, 2014; **1341**: 25–34.

更多關於「嗜極生物」（extremophiles）的資訊請參考：Lindgren A. R., Buckley B. A., Eppley S. M., et al., Life on the Edge–the Biology of Organisms Inhabiting Extreme Environments: An Introduction to the Symposium. *Integrative and Comparative Biology*, 2016; **56**(4): 493–499. See also Rampelotto P. H.,

Extremophiles and Extreme Environments. *Life*, 2013; **3**: 482–485.

古菌與其病毒的概述：Snyder J. C., Bolduc B. and Young M. J., 40 years of archaeal virology: Expanding viraldiversity. *Virology,* 2015; **479–480**: 369–378. Prangishvili D., Forterre P. and Garrett R. A., Viruses of the Archaea: a unifyingview. *Nature Rev*., 2006; **4**: 837–848.

病毒在致病、控制微生物群落組成與結構、驅動演化上的中心地位：Bolduc B., Shaunghessy D. P., Wolf Y. I., et al., Identification of novel positive-strand RNA viruses by metagen-omic analysis of archaea-dominated Yellowstone hot springs. *J. Virol*., 2012; **86**: 5562–5573.

病毒與細胞一直緊密連結：Durzyńska J. and Goździcka-Józefiak A., Viruses and cells intertwined since the dawn of evolution. *Virol. J*., 2015; **12**: 169. doi 10. 1186/s12985-015-0400-7.

索引

人物

十一至十五畫

十六至二十畫

動植物

細菌

病毒

一至五畫

六至十畫

十一至十五畫

十六至二十畫

二十一畫以上

疾病

一至五畫

六至十畫

十二至十五畫

十六至二十畫

二十一畫以上

疫苗與藥名

地名

專有名詞

VIRUSPHERE: FROM COMMON COLDS TO EBOLA EPIDEMICS: WHY WE NEED THE VIRUSES THAT PLAGUE US by FRANK RYAN
Copyright: © 2019 by FRANK RYAN
This edition arranged with Jonathan Pegg Literary Agency
through BIG APPLE AGENCY, INC., LABUAN, MALAYSIA.
Traditional Chinese edition copyright:
2022 OWL PUBLISHING HOUSE, A DIVISION OF CITE PUBLISHING LTD.
All rights reserved.

貓頭鷹書房 276

病毒圈：從 COVID-19、流感到愛滋與伊波拉，全面認識在我們身邊的病毒

作　　者　法蘭克・萊恩
譯　　者　范明瑛
責任編輯　王正緯
編輯協力　沈如瑩
校　　對　魏秋綢
版面構成　張靜怡
封面設計　開新檔案設計委託所
行銷統籌　張瑞芳
行銷專員　段人涵
總 編 輯　謝宜英
出 版 者　貓頭鷹出版

發 行 人　涂玉雲
發　　行　英屬蓋曼群島商家庭傳媒股份有限公司城邦分公司
　　　　　104 台北市中山區民生東路二段 141 號 11 樓
　　　　　劃撥帳號：19863813；戶名：書虫股份有限公司
城邦讀書花園：www.cite.com.tw　購書服務信箱：service@readingclub.com.tw
購書服務專線：02-2500-7718~9（周一至周五上午 09:30-12:00；下午 13:30-17:00）
24 小時傳真專線：02-2500-1990~1
香港發行所　城邦（香港）出版集團／電話：852-2877-8606 ／傳真：852-2578-9337
馬新發行所　城邦（馬新）出版集團／電話：603-9056-3833 ／傳真：603-9057-6622
印 製 廠　中原造像股份有限公司
初　　版　2022 年 4 月
定　　價　新台幣 450 元／港幣 150 元（紙本平裝）
　　　　　新台幣 315 元（電子書）
I S B N　978-986-262-538-5（紙本平裝）
　　　　　978-986-262-541-5（電子書 EPUB）

有著作權・侵害必究
缺頁或破損請寄回更換

讀者意見信箱　owl@cph.com.tw
投稿信箱　owl.book@gmail.com
貓頭鷹臉書　facebook.com/owlpublishing

【大量採購，請洽專線】(02) 2500-1919

城邦讀書花園
www.cite.com.tw

國家圖書館出版品預行編目資料

病毒圈：從 COVID-19、流感到愛滋與伊波拉，全面認識在我們身邊的病毒／法蘭克・萊恩（Frank Ryan）著；范明瑛譯 . -- 初版 . -- 臺北市：貓頭鷹出版：英屬蓋曼群島商家庭傳媒股份有限公司城邦分公司發行 , 2022.04
面；　公分 . --（貓頭鷹書房；276）
譯自：Virusphere: from common colds to ebola epidemics: why we need the viruses that plague us
ISBN 978-986-262-538-5（平裝）

1. CST：病毒性感染疾病　2. CST：濾過性病毒
3. CST：通俗作品

415.23　　111001959